现代护理学基础与实践

XIANDAI HULIXUE JICHU YU SHIJIAN

主编　高　静　宋　娟　杨　璐　李进艳

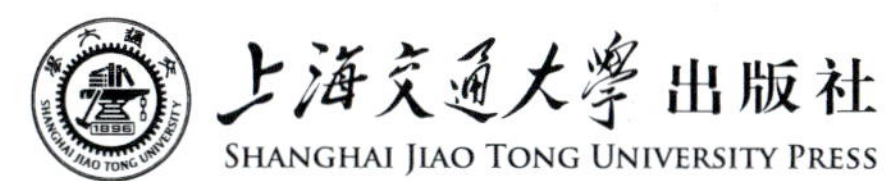

内容提要

本书以临床实践为目的，依次讲解了临床常见的护理技术、临床专科护理常规等内容。全书按照疾病的基础知识、护理前评估、一般护理措施、专科护理措施、护理结果评价的顺序进行了阐述，结构分明、层次清晰、实操性佳，适合各级医院护理人员和即将进入岗位的护理学生阅读使用。

图书在版编目（CIP）数据

现代护理学基础与实践 / 高静等主编. -- 上海 : 上海交通大学出版社，2024.8. -- ISBN 978-7-313-31445-1

Ⅰ. R47

中国国家版本馆CIP数据核字第2024DW5290号

现代护理学基础与实践

XIANDAI HULIXUE JICHU YU SHIJIAN

主　　编：高　静　宋　娟　杨　璐　李进艳
出版发行：上海交通大学出版社
邮政编码：200030
印　　制：广东虎彩云印刷有限公司
开　　本：710mm × 1000mm　1/16
字　　数：196千字
版　　次：2024年8月第1版
书　　号：ISBN 978-7-313-31445-1
定　　价：198.00元

地　　址：上海市番禺路951号
电　　话：021-64071208
经　　销：全国新华书店
印　　张：11.25
插　　页：2
印　　次：2024年8月第1次印刷

编委会

主　编

高　静　宋　娟　杨　璐　李进艳

副主编

林雯雯　单彦彦　孙甜甜　陈庆秀

编　委（按姓氏笔画排序）

孙甜甜　山东省泰安市宁阳县葛石镇中心卫生院

李进艳　山东省莱州市妇幼保健院

杨　璐　山东省菏泽市牡丹人民医院

邱　魄　山东省戴庄医院

宋　娟　山东省梁山县人民医院

陈庆秀　山东省费县人民医院

林雯雯　广安门医院济南医院（济南市中医医院）

单彦彦　济宁医学院附属医院

贾艳洁　解放军联勤保障部队第九六零医院

高　静　山东省聊城市人民医院脑科医院

梁玉玲　郑州大学第一附属医院

前言

护理学是研究维护、促进、恢复人类健康的护理理论、知识、技能及其发展规律的综合性应用科学，是医学科学中的一门独立学科。护理工作的内容是将理论知识和操作技能运用于护理实践，针对致病因素和疾病导致的患者各个方面的异常变化，采取相应的护理对策，帮助患者解除痛苦和不适，促进患者恢复健康。随着现代医学的不断发展、基础医疗知识的全民普及，国家和社会对在各级医疗机构从事临床护理工作的人员提出了更高的要求：除具备护理学基础理论、基本技能外，还需掌握最新的护理理念及操作标准。为适应现代护理理论与实践的新要求，帮助护理从业人员提升自身职业素养，更好地在临床护理工作中进行护理评估与护理诊断，我们特编写了《现代护理学基础与实践》一书，旨在提高护理从业人员在临床护理工作中解决实际问题的能力。

本书针对临床护理需要，坚持理论与实际相结合的基本原则进行编写。首先，简要叙述了基础护理技术；然后，重点讲解了内科、外科、产科等科室的护理，内容涵盖了疾病概念、病因、发病机制、临床表现、护理评估、护理目标、护理措施等。本书条理清晰、内容精练，语言通俗易懂，既有理论性指导，又有临床护理的实际应用，集科学性、实用性于一体，可作为护理从业人员科学、规范、合理地进行临床护理的参考用书。

在编写过程中，我们参阅了国内外大量的护理学文献，以期尽可能地为读者呈现此领域的知识精华。但由于护理学内容更新速度快，而我们的认识和工作经验有限，故本书内容难免存在不足之处，还望广大读者不吝赐教。

《现代护理学基础与实践》编委会

2024 年 3 月

目录

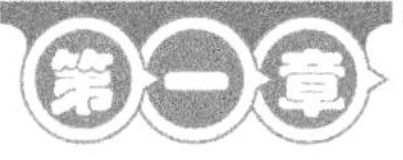

基础护理技术

第一节　生命体征的观察与护理

生命体征是机体体温、脉搏、呼吸及血压的总称，是机体内在活动的一种客观反映，是反映机体身心状况的可靠指标。

一、体温的测量

体温也称体核温度，是指身体内部胸腔、腹腔和中枢神经的温度。成人口腔温度的正常范围是 36.3～37.2 ℃，肛温是 36.5～37.7 ℃，腋温是 36.0～37.0 ℃。

(一)体温测量的目的

(1)观察体温是否正常。

(2)动态观察体温变化，分析与判断发热热型及伴随症状，了解患者病情。

(二)体温测量的准备事项

1.物品准备

体温杯 2 个(一个杯放已消毒的体温计，另一杯放回收的体温计)、消毒纱布、带秒针表、记录本、笔。

2.患者准备

了解测量体温的目的、方法、注意事项及配合要点，测温前 30 分钟无运动、进食、冷热饮、冷热敷、洗澡、灌肠等。

3.操作者准备

(1)评估患者，向患者做好解释并取得配合，并根据病情选择合适的测量方法。

(2)衣帽整洁、洗手、戴口罩及帽子。

(三)体温测量的操作方法

1.核对

操作者携用物至患者床旁，核对患者身份。

2.测量体温

将体温表水银柱甩至 35 ℃以下，选择具体测量体温的方法。

(1)口温：将口表水银端斜放于舌下热窝处，嘱患者闭紧口唇，用鼻呼吸，勿用牙咬体温计，测量时间 3 分钟。

(2)腋温：用纱布擦干腋下汗液，将体温计水银端放腋窝处，紧贴皮肤，同侧上肢曲臂过胸，夹紧体温计，测量时间 7～10 分钟。

(3)肛温：患者取侧卧、俯卧或仰卧屈膝位，暴露肛门，液状石蜡润滑肛表水银端，对准肛门轻轻插入 3～4 cm。婴幼儿可取仰卧位，操作者一手握住患儿双踝，提起双腿，另一手将已润滑的肛表插入肛门(婴儿 1.25 cm，幼儿 2.5 cm)，固定，测量时间 3 分钟。

3.读表

取出体温计，用消毒纱布擦拭，读数，将数据记录在体温板上。

4.绘制体温单

协助患者穿好衣裤，取舒适卧位，消毒体温计，洗手后绘制体温单。

(四)体温测量的注意事项

(1)测量体温前后应清点体温计总数。

(2)操作者需根据患者病情选择合适的测量体温的方法。

(3)患者进食、冷热敷、灌肠、坐浴等后，间隔 30 分钟后复测体温。

(4)凡给婴幼儿、昏迷、危重患者及精神异常者测体温时，应有专人看护。

(5)如发现体温与病情不相符合，应重新测量体温，必要时可同时测口温和肛温做对照。

二、脉搏的测量

脉搏是指心脏收缩和舒张时动脉管壁产生有节律的搏动，临床最常选用的诊脉部位是桡动脉，正常成人的脉率与心率一致，为 60～100 次/分。

(一)脉搏测量的目的

(1)监测脉搏变化能够间接了解心血管功能状况。

(2)提供协助疾病诊断、治疗、康复和护理的依据。

(二)脉搏测量的准备事项

1.物品准备

治疗盘内盛带秒针表、记录本、笔。

2.患者准备

(1)了解患者测量脉搏的意义及配合要点。

(2)情绪稳定,无剧烈运动、紧张、恐惧、哭闹等影响脉搏的因素存在。

3.操作者准备

(1)评估患者,并向患者做好解释取得配合。

(2)衣帽整洁、洗手、戴口罩及帽子。

(三)脉搏测量的操作方法

1.核对

操作者携用物至患者床旁,核对患者身份信息。

2.体位

患者采取舒适体位,手腕外展,手臂自然舒适位。

3.测量

操作者以示指、中指指端按压在桡动脉处,按压力量适中。

4.计数

正常脉搏测30秒,乘以2,若发现有脉搏短绌者,应由2名操作者同时测量,一人听心率,另一人测脉率,两人同时听心率和测量脉搏,计时1分钟。将心率和脉搏分别记录成"心率/脉率"格式。

5.记录

洗手后将结果绘制在体温单或护理记录单上。

(四)脉搏测量的注意事项

(1)测量脉搏前,患者应无剧烈活动和情绪激动,若有应休息30分钟后再测。

(2)不可使用大拇指测量脉搏,以免操作者拇指动脉搏动与患者脉搏相混淆。

(3)为偏瘫患者测脉搏,应选择健侧肢体。

三、呼吸的测量

呼吸是机体从外界环境中摄取氧气,并把产生的二氧化碳排出体外,是机体与环境之间进行的气体交换过程,正常成人呼吸频率16～20次/分。

(一)呼吸测量的目的

(1)观察呼吸有无异常。

(2)动态监测呼吸频率、节律、呼吸深浅度,有无呼吸困难及伴随症状。

(3)了解患者呼吸功能情况,协助诊断呼吸系统疾病。

(二)呼吸测量的准备事项

1.物品准备

治疗盘、带秒针表、记录本、笔。

2.患者准备

了解测量呼吸的意义及配合要点,体位舒适,情绪稳定,保持自然呼吸状态。

3.操作者准备

(1)评估患者,向患者解释并取得配合。

(2)衣帽整洁、洗手、戴口罩及帽子。

(三)呼吸测量的操作方法

1.核对

核对患者身份信息。

2.方法

嘱患者平卧位,操作者将手放在患者的诊脉部位,似触脉状,眼睛观察患者胸腹部的起伏,胸部一起一伏为患者的一次呼吸。

3.计数

正常呼吸测 30 秒,乘以 2,在计数的同时观察呼吸节律、深度、呼吸形态及有无呼吸困难,呼吸异常时计 1 分钟呼吸次数。

4.记录

洗手后将结果绘制到体温单或护理记录单上。

(四)呼吸测量的注意事项

(1)呼吸的频率会受到患者意识的控制和影响,不要告诉患者正在测呼吸。

(2)如患者有剧烈运动、情绪紧张、哭闹等须稳定后 30 分钟再测量。

(3)遇危重患者呼吸微弱不宜观察时,可用少许干棉花絮置于患者鼻孔前,观察棉花被吹动的次数,计 1 分钟患者呼吸次数。

四、血压的测量

血压是血管内流动着的血液对单位面积血管壁的侧压力,心室收缩时血压称收缩压,心室舒张末期血压称舒张压。正常成人安静时收缩压 12.0～18.5 kPa

(90～139 mmHg),舒张压 8.0～11.9 kPa(60～89 mmHg)。

(一)血压测量的目的

(1)判断血压是否正常。

(2)监测血压变化,了解患者循环系统功能情况。

(3)动态观察血压,提供治疗护理的依据。

(二)血压测量的准备事项

1.物品准备

血压计、听诊器、记录本、笔。

2.患者准备

了解测量血压的意义及配合要点,体位舒适,情绪稳定,测量前无吸烟、运动、情绪变化等。

3.操作者准备

(1)评估患者,向患者做好解释取得配合。

(2)衣帽整洁、洗手、戴口罩及帽子。

(三)血压测量的操作方法

以测量肱动脉为例。

1.核对

操作者携用物至患者床旁,核对患者身份信息。

2.体位

(1)坐位:患者上臂展开,保持肱动脉位置与第四肋在同一平面。

(2)平卧位:患者上臂伸直与腋中线及心脏保持在同一水平线上。

3.绑袖带

卷衣袖露出上臂,掌面向上,打开水银槽开关,驱尽袖带内余气,将袖带绑于上臂中段,下缘距肘窝 2～3 cm,袖带松紧以能插入一指为宜。

4.注气

听诊器胸件置于肱动脉搏动最明显处,一手固定袖带,另一手关闭漏气阀门,挤压球囊注气,袖带内压力增高至肱动脉搏动消失再升高 2.7～4.0 kPa(20～30 mmHg)。

5.放气

打开漏气阀门,缓慢放出袖带内气体,放气速度以水银柱下降 0.5 kPa/s 为宜。

6.判断

放气过程中听诊器听到第一声搏动音时水银柱所指的刻度即为收缩压，当搏动音突然变弱或消失时水银柱所指的刻度即为舒张压。

7.整理血压计

放尽袖带内余气，血压计右倾45°使水银全部流回槽内，关闭水银槽开关，整理袖带平放入盒内，盖上盒盖。

8.记录

恢复体位，洗手，正确记录测量值。

(四)血压测量的注意事项

(1)血压计要定期检查，以保持其准确性，并应放置平稳，切勿倒置或震荡。

(2)打气不可过高、过猛，用后驱尽袖带内的余气，卷好。

(3)如发现血压听不清或异常时，应重测，必要时测双上臂血压以便对照。

(4)需要严密观察血压患者，做到四定："定体位""定部位""定时间""定血压计"，对偏瘫患者，应在健侧手臂上测量。

第二节　动脉穿刺术

动脉穿刺术用于采集动脉血标本，常用的动脉有股动脉、桡动脉。

一、动脉穿刺术的目的

采集动脉血标本，进行血气分析，判断患者的氧化及酸碱平衡状态，指导氧疗及机械通气各种参数的调节，为治疗提供依据。

二、动脉穿刺术的适应证

判断患者缺氧程度及有无二氧化碳潴留；判断患者有无酸碱失衡。

三、动脉穿刺术的禁忌证

严重凝血功能障碍者；出血倾向者。

四、动脉穿刺术的准备事项

(一)物品准备

治疗盘、2%碘酊溶液、75%乙醇溶液、消毒棉签、2 mL一次性注射器、肝素(12 500 U)溶液、无菌软木塞或橡胶塞、无菌手套、无菌纱布、治疗巾及注射用小垫枕等。

(二)患者准备

了解动脉血标本采集的目的及配合要点。

(三)操作者准备

(1)操作者与患者及家属沟通,告知其动脉采血的目的。

(2)要求着装整洁,洗手、戴口罩及帽子。

五、动脉穿刺术的操作方法

(一)核对与解释

操作者将用物携至床旁,核对床号、姓名、住院号及检查项目,解释并取得合作。

(二)选择动脉

协助患者取适当体位,充分暴露穿刺部位。

(三)湿润注射器

抽取肝素溶液 0.5 mL,湿润注射器管腔后弃去,套上针头保护帽放于治疗盘中。

(四)垫枕铺巾

将治疗巾铺于注射用小垫枕上,置于患者穿刺部位下方。

(五)消毒

用 2%碘酊、75%乙醇消毒穿刺部位,直径≥5 cm,待干。

(六)采血

操作者戴无菌手套,用左手示指和中指摸到动脉搏动最明显处并固定动脉于两指间;右手持注射器,在两指间垂直或呈 40°刺入动脉。见有鲜红色血液进入注射器,即以右手固定穿刺针的方向和深度,左手抽取血液 1 mL。

(七)拔针按压

采血完毕,快速拔出针头,用无菌纱布加压穿刺局部止血 5～10 分钟。

(八)插入软木塞或橡胶塞

针头拔出后迅速将针头斜面刺入软木塞或橡胶塞,以隔绝空气,并轻轻搓动注射器使血液与肝素溶液充分混匀。

(九)操作后处理

再次核对;协助患者取舒适卧位,整理床单位;清理用物,洗手、记录;贴好条形码,注明患者当时的体温及吸氧浓度,及时送检标本。

六、动脉穿刺术的注意事项

(1)严格执行查对制度及无菌操作原则。

(2)桡动脉穿刺点位于前臂掌侧腕关节上 2 cm、动脉搏动最明显处;股动脉穿刺点位于腹股沟股动脉搏动最明显处。穿刺时患者应取仰卧位,穿刺侧下肢伸直稍外展,充分暴露穿刺部位。新生儿不宜选择股动脉穿刺,因穿刺时垂直进针易损伤髋关节。

(3)拔出针头后应加压止血,以免穿刺局部出血或形成血肿。有出血倾向者慎用动脉穿刺法采集动脉血标本。动脉血标本必须与空气隔绝,并立即送检,以免影响检验结果。

第三节 氧气吸入法

氧气吸入是指通过口、鼻腔及人工气道给氧,以提高动脉血氧分压和动脉血氧饱和度,增加动脉血氧含量,纠正各种原因引起的缺氧,促进组织新陈代谢,维持机体生命活动的一种方法。

一、氧气吸入法的目的

纠正各种原因造成的缺氧状态,提高动脉血氧分压和动脉血氧饱和度,促进组织新陈代谢,维持机体生命活动。

二、氧气吸入法的适应证

各种原因引起缺氧的患者。

三、氧气吸入法的准备事项

(一)物品准备

1.治疗盘内备

一次性吸氧管、棉签、纱布、小药杯(内盛冷开水)、治疗碗(内盛包裹的湿化瓶芯)、湿化瓶(内盛1/2～1/3灭菌注射用水)、弯盘、氧气记录卡、扳手等。

2.治疗盘外备

氧气筒及氧气压力表或中心供氧管道氧气装置。

(二)患者准备

了解氧气吸入目的、方法、注意事项及配合要点。

(三)操作者准备

(1)与患者及家属沟通,告知其氧气吸入的目的及配合要点。

(2)着装整洁,洗手、戴口罩及帽子。

(四)环境准备

环境安静,光线充足,室温适宜,远离火源。

四、氧气吸入法的操作方法

(一)装氧气表

检查氧气筒外标牌及氧气推车固定情况,打开总开关冲去浮灰后关紧开关。左手持表向后倾斜15°置氧气筒气门上,右手旋转螺帽,扳手旋紧,使氧气表直立于氧气筒上。安装湿化瓶,先关流量表小开关,然后打开总开关,再开小开关,检查氧气流出是否通畅及有无漏气,关上小开关。(中心供氧:接芯,接湿化瓶,再关闭流量表,一手压下设备带上环形按钮,一手持流量表对好槽口并送入,听到咔嚓声说明对接成功。打开流量表检查有无氧气,关好开关。)

(二)核对解释

操作者将用物携至床旁,核对床号、姓名、住院号,解释以取得合作。

(三)准备体位

协助患者取舒适体位。

(四)清洁检查

用湿棉签清洁鼻孔并进行检查。

(五)连接

将一次性吸氧管与湿化瓶的出口相连接。

(六)调节湿润

根据病情调节吸氧流量,将吸氧管前端放入小药杯冷开水中湿润,并检查吸氧管是否通畅。

(七)插管

将吸氧管插入患者鼻孔 1 cm。

(八)固定

将吸氧管环绕患者双侧耳郭并向下放置,调节好松紧度。

(九)记录

在氧气记录卡上记录患者吸氧时间及氧流量,签名。

(十)交代观察

操作者向患者及家属交代用氧注意事项。观察患者缺氧症状有无改善、动脉血气结果、吸氧装置是否通畅及有无漏气、患者有无吸氧不良反应等,根据病情调节吸氧流量。

(十一)停氧

取下吸氧管,关闭流量开关,并取下氧气流量表,记录停氧时间并签名。

(十二)操作后处理

协助患者取舒适体位,整理床单位,并交代相关注意事项。清理用物,洗手后记录吸氧效果。

五、氧气吸入法的注意事项

(1)严格遵守操作流程,注意用氧安全,做到“五防”,即防火、防热、防油、防震、防尘。氧气筒应悬挂“有氧”或“无氧”标志,便于急用时搬运,以提高抢救速度。用氧前应确保吸氧装置通畅和无漏气。

(2)使用氧气筒吸氧时,氧气筒内氧气勿用尽,压力至少要保留 5 kg/cm^2,以防灰尘进入筒内,导致再次充气时引起爆炸。

(3)吸入的氧气应进行湿化,防止呼吸道分泌物干燥,常用的湿化液为灭菌注射用水。对于急性左心功能不全的患者,湿化液应选择 20%～30%乙醇溶液,其目的是降低肺泡内泡沫的表面张力,使泡沫破裂消散,改善缺氧症状。

(4)应根据病情调节氧流量,防止氧中毒及呼吸抑制。用氧过程中应加强用氧效果的监测。

第四节 吸 痰 术

吸痰术指经口、鼻腔及人工气道将呼吸道的分泌物吸出，以保持呼吸道通畅，预防吸入性肺炎、肺不张及窒息等并发症的一种方法。

一、吸痰术的目的

清除呼吸道分泌物，保持呼吸道通畅；促进呼吸功能，改善肺通气；预防肺部感染。

二、吸痰术的适应证

适用于年老体弱、病情危重、昏迷、麻醉未清醒前不能有效咳嗽及痰液无法自行排出的患者；气管切开及气管插管的患者。

三、吸痰术的禁忌证

颅底骨折的患者禁止经鼻腔吸痰。

四、吸痰术的准备事项

(一)物品准备

1.治疗盘内备

适量的一次性吸痰管、无菌手套、弯盘，治疗碗内盛无菌注射用水，压舌板，纱布，听诊器，电筒，必要时备开口器、拉舌钳等。

2.治疗盘外备

电动吸引器或中心吸引装置。

(二)患者准备

了解吸痰目的、方法、注意事项及配合要点，保持体位舒适及情绪稳定。

(三)操作者准备

(1)与患者和(或)家属沟通，告知其吸痰的目的。

(2)着装整洁，洗手、戴口罩及帽子。

五、吸痰术的操作方法

(一)核对解释

操作者将用物携至床旁，核对患者床号、姓名、住院号，向患者解释并取得合作。

(二)调节负压

接通电源,打开吸引开关,检查吸引性能,调节负压:成人 53.3 kPa(400 mmHg),小儿 33.3~40.0 kPa(250~300 mmHg)。

(三)检查及体位

检查患者口鼻腔,取下活动义齿放入弯盘中(昏迷患者用压舌板或开口器帮助张口)。患者取仰卧或侧卧位,面向操作者。

(四)试吸

检查并打开一次性吸痰管,将吸痰管与吸引导管相连接。右手戴一次性无菌手套,用无菌注射用水试吸,检查导管是否通畅。

(五)吸痰

左手反折吸痰管后端,右手持吸痰管前端从口或鼻腔插入口咽部,放松导管反折处,先吸尽口咽部分泌物,再吸深部分泌物,由深部左右旋转向上提拉吸尽痰液。每次吸痰管退出后,用生理盐水抽吸冲洗,以防堵塞吸引导管。

(六)观察

吸痰过程中注意观察患者的面色、呼吸、心率及血压,观察吸出痰液的颜色、性状及量等。

(七)操作后处理

吸痰完毕,关闭吸引器,翻脱下手套包裹吸痰管放置弯盘中,吸引器导管末端插入保护套内。拭净患者面部分泌物,取舒适卧位安置患者。清理用物(如有义齿,清洁后放入冷开水中浸泡),洗手后记录。

六、吸痰术的注意事项

(1)吸痰前应检查电动吸引器或中心吸引装置是否完好,连接是否正确。

(2)严格执行无菌操作原则,每次吸痰时应更换吸痰管。

(3)吸痰动作应轻稳,防止损伤呼吸道黏膜。每次吸痰时间应<15 秒,以免引起患者缺氧。

(4)电动吸引器连续使用时间不宜过长,贮液瓶内液体不宜过多,达 2/3 时应及时倾倒。

(5)对于痰液黏稠不易吸出时应结合背部叩击、雾化吸入等方法，以提高吸痰效果。

第五节 灌 肠 术

灌肠术是将一定量的液体由肛门经直肠灌入结肠，帮助患者清洁肠道、排便、排气或由肠道供给药物，以确定诊断和治疗疾病的方法。

一、灌肠术的目的

解除便秘；清洁肠道；减轻食入性中毒；降温；镇静、催眠及治疗肠道感染。

二、灌肠术的适应证

适用于便秘及肠胀气者；肠道手术、检查者；食入性中毒者；高热须降温者；失眠及肠道感染者等。

三、灌肠术的禁忌证

急腹症、消化道出血、严重心血管疾病、严重痔疮患者，妊娠妇女等禁用大量不保留灌肠。肛门、直肠、结肠手术患者及大便失禁患者禁用保留灌肠。

四、灌肠术的准备事项

(一)物品准备

(1)治疗车上层：灌肠筒内盛0.1%～0.2%肥皂水液500～1 000 mL(小儿200～300 mL)，温度39～41 ℃(降温时用28～32 ℃，中暑用4 ℃)。保留灌肠时按医嘱准备灌肠药液200 mL，溶液温度38 ℃，量杯内盛温开水5～10 mL，肛管，润滑剂，棉签，弯盘，卫生纸，血管钳或夹子，一次性治疗巾、水温计，一次性手套。

(2)治疗车下层：便盆，生活垃圾桶，医用垃圾桶。

(3)必要时备输液架、屏风。

(二)患者准备

了解灌肠的目的、方法、注意事项及配合要点，提前排尿。

(三)操作者准备

(1)与患者及家属沟通,告知其灌肠目的,方法、注意事项及配合要点。

(2)着装整洁,洗手、戴口罩及帽子。

(四)环境准备

关闭门窗,用屏风遮挡患者,调节室温,保持足够的光线。

五、灌肠术的操作方法

(一)核对解释

操作者将用物携至床旁,核对床号、姓名、住院号,解释并取得配合,关闭门窗,必要时以屏风遮挡。

(二)准备体位

协助患者取左侧卧位(保留灌肠时根据病情选择不同卧位),退裤至膝,双膝屈曲后,臀部移至床沿。

(三)垫巾

臀下垫一次性治疗巾(保留灌肠时臀部抬高约 10 cm),置弯盘于臀边,盖好被子,暴露臀部。

(四)悬挂灌肠筒、戴手套

将灌肠筒悬挂于输液架上,液面距肛门 40～60 cm(保留灌肠时液面距肛门 30 cm),戴好手套。

(五)润滑肛管、排气

连接肛管,润滑肛管前端,排尽管内气体,夹管。

(六)插肛管、灌液

左手分开臀裂暴露肛门,右手将肛管从肛门轻轻插入直肠 7～10 cm(保留灌肠时 15～20 cm),左手固定肛管,右手放开血管钳使液体缓缓流入(保留灌肠时待药液流尽时,再注入温开水 5～10 mL)。

(七)观察

密切观察液面下降情况及患者的反应,交代患者可能出现的情况及配合方法,如流速过慢或停止应及时移动和挤捏肛管。

(八)拔管

待液体将流尽时夹管,用卫生纸包裹肛管轻轻拔出,并拭净肛门,用余液冲管(一次性肛管则不需要冲管),取下肛管放入弯盘,脱去手套。

(九)保留灌肠液

协助患者先平卧再右侧卧位,嘱患者尽量保留 5 分钟后再排便(为高热患者降温灌肠后,应保留 30 分钟后再排便,保留灌肠时嘱患者尽量保留药液60 分钟以上)。

(十)操作后处理

协助能下床的患者入厕排便,不能下床的患者需协助床上排便,观察大便的性状,必要时留取大便标本送检。清理用物,整理床单位,洗手后进行记录。

六、灌肠术的注意事项

(1)对于伤寒患者灌肠液不能超过 500 mL,压力要低,液面距肛门不能超过 30 cm。正确选择灌肠液,对于肝性脑病患者禁用肥皂水灌肠,以减少血氨的产生和吸收,心脏功能减退的患者禁用 0.9%氯化钠溶液灌肠。

(2)保留灌肠前应了解灌肠的目的及病变部位,便于选择正确卧位,如慢性细菌性痢疾病变部位在直肠或乙状结肠,应取左侧卧位,阿米巴痢疾病变部位在回盲部,应取右侧卧位,有利于药物的吸收。嘱患者排便,便于药物的吸收。为了使灌入的药液能保留较长的时间,应选择较细的肛管,而且插入的深度要深,灌入液体量不宜过多,灌入的速度不宜过快。

(3)应充分润滑肛管,插入时动作应轻柔,防止损伤黏膜,导致出血。准确掌握灌肠液的浓度、温度、流速及量。

(4)灌肠过程中患者如感觉腹胀或有便意时,嘱其深呼吸以放松腹肌,并降低灌肠筒的高度以减慢流速或暂停片刻。应严密观察患者病情,如患者出现面色苍白、出冷汗、剧烈腹痛、心慌气促等症状,应立即停止灌肠。

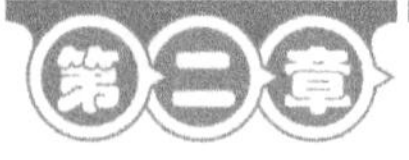

内科临床护理

第一节　神经内科临床护理

神经系统是由神经细胞及其纤维组成的系统，其主要功能是感受外界刺激，引起各种反应以保证机体与外界环境相适应，同时对机体内部器官的活动亦有协调的作用。人的神经系统包括中枢神经系统及周围神经系统两大部分。中枢神经系统包括脑和脊髓，主管分析综合体内外环境传来的信息并作出反应；周围神经系统包括与脑相连的脑神经和脊髓，以及脑干软脑膜以外的所有神经结构，主要传递神经冲动。神经系统疾病是发生于中枢神经系统及周围神经系统的以感觉、运动、意识、自主神经功能障碍为主要表现的疾病，这些神经结构病损后出现的症状按表现可以分为缺损症状、刺激症状、释放症状、断链休克症状。

一、头痛

头痛是临床上常见的症状，是指外眦、外耳道与枕外隆突连线以上部位的疼痛。各种原因刺激颅内外的疼痛敏感结构如颅内的血管、神经核脑膜，以及颅外的骨膜、血管、头皮、颈肌、韧带等受挤压、牵拉、移位、炎症、扩张与痉挛、收缩等均可引起头痛。头痛可表现为全头或局部的胀痛、钝痛、搏动性疼痛、头重感、戴帽感或勒紧感，同时可伴有恶心、呕吐、眩晕和视力障碍等。根据国际头痛学会的标准将头痛分为原发性头痛、继发性头痛、脑神经痛、中枢性和原发性面痛和，以及其他头痛。

(一)临床表现

1.偏头痛

偏头痛属于原发性头痛，主要由颅内外血管收缩与舒张功能障碍引起，多为一侧颞部搏动性头痛，亦可为双侧头痛或由一侧头痛发展为双侧头痛，伴恶心呕吐，反复发作。典型的偏头痛在发作前有视觉症状，表现为视物模糊，眼前闪光、暗点，甚至有的患者眼前会出现锯齿状视物缺损等视觉先兆，但多数并无先兆。在安静休息、睡眠后或服用止痛药物后头痛可缓解，常反复发作，患者常有偏头痛家族病史。

2.丛集性头痛

丛集性头痛是一种原发性神经血管性头痛，表现为一侧眼眶周围发作性剧烈头痛，有反复、密集发作的特点，伴有同侧眼眶结膜充血、流泪、瞳孔缩小、眼睑下垂，以及头面部出汗等自主神经症状，常在一天内固定时间发作，可持续数周至数月。

3.紧张性头痛

紧张性头痛是双侧枕部或全头部紧缩性、压迫性头痛，占头痛患者的40%，是临床上最常见的慢性头痛。

4.低颅压性头痛

低颅压性头痛是脑脊液压力降低[<8.0 kPa(60 mmHg)]导致的头痛，多为体位性。患者常在直立15分钟内出现头痛或头痛明显加剧，卧位后头痛明显缓解或消失。

(二)病情观察

(1)注意观察患者头痛发作的类型、头痛的部位、头痛发作的频率和规律。

(2)观察患者头痛时的症状和体征，如头晕、恶心、呕吐、畏光、耳鸣、失语、瘫痪、发热、晕厥或昏迷等。

(3)询问患者或家属本次头痛有无明显的致病或诱发因素，既往有无自行缓解的情况或影响缓解的因素。

(三)护理前评估

1.病史评估

(1)头痛的部位、性质和程度。

(2)头痛的规律。

(3)有无先兆及伴随症状：头晕、恶心、呕吐、面色苍白、潮红、视物不清、畏光、耳鸣、失语、瘫痪、发热、晕厥或昏迷。

(4)既往史(如患者的情绪、睡眠、职业情况)、服药史、头部外伤史、中毒史及家族史。

(5)心理-社会状况：头痛对日常生活、社交的影响，患者是否因头痛而有恐惧、焦虑和抑郁的心理等。

2.身体评估

(1)检查意识是否清楚,瞳孔是否等大等圆,对光反射是否灵敏。

(2)体温、脉搏、呼吸、血压是否正常。

(3)面部表情是否痛苦,精神状态是否良好,头部有无外伤伤痕,眼睑是否下垂,有无脑膜刺激征。

(四)一般护理措施

1.病因护理

颅内感染应遵医嘱及时给予抗感染治疗,颅内高压者应遵医嘱给予脱水降颅压,颅内肿瘤需要手术切除肿瘤者积极做好术前准备。

2.症状护理

对于病因不明确或不能及时纠正的继发性头痛和各种原因造成的头痛急性发作,可遵医嘱给予止痛等对症治疗,减轻头痛症状,同时亦对头痛伴随症状如眩晕、呕吐等给予适当的对症治疗。

3.其他护理

(1)避免诱因:告知患者可能诱发或加重头痛的因素,如情绪紧张、进食某些食物、饮酒、月经来潮、用力性动作等;保持环境安静。

(2)指导减轻头痛的方法:指导患者缓慢深呼吸、分散注意力、生物反馈治疗、指导式想象、冷热敷或理疗、按摩、指压止痛等。

(3)心理疏导:理解同情患者的痛苦,耐心接受,适当解除其思想顾虑,训练身心放松,鼓励患者树立信心。

(4)用药护理:告知患者止痛药物的作用与不良反应,让患者了解药物不良反应和(或)成瘾的特点,如大量使用止痛药、滥用麦角胺咖啡因可致药物依赖。

(5)健康宣教:对慢性头痛呈反复发作的患者应给予适当的预防性治疗,以防头痛频繁发作。

二、意识障碍

意识是指个体对周围环境及自身状态的感知能力,意识障碍是指人对外界环境刺激缺乏反应的一种精神状态。意识障碍可分为觉醒度下降和意识内容变化两方面:前者表现为嗜睡、昏睡或昏迷,后者表现为意识模糊和谵妄。临床上可通过患者的言语反应、对针刺的痛觉反射、瞳孔对光反射、吞咽反射、角膜反射来判断意识障碍的程度。

(一)临床表现

1.以觉醒度改变为主的意识障碍

嗜睡、昏睡、昏迷(浅昏迷、中昏迷、深昏迷)。

2.以意识内容改变为主的意识障碍

意识模糊和谵妄状态。

3.特殊类型的意识障碍

去皮质综合征、无动性缄默症和植物状态。

4.脑死亡

脑死亡指全脑(大脑、小脑、脑干)功能的不可逆丧失,表现为意识丧失、呼吸停止、脑干和脑神经反射全部消失,但脊髓反射可以存在。

(二)护理前评估

1.病史评估

(1)患者的发病过程及方式。

(2)既往健康状况:有无高血压、心脏病、内分泌及代谢疾病病史,有无感染、外伤或中毒,有无癫痫病史。

(3)心理-社会状况:患者的家庭背景,家属的精神状态、心理承受能力及对患者的关心程度,患者和家属对预后的期望。

2.身体评估

(1)了解意识障碍及其类型:观察患者的自发活动和身体姿势,是否有对外界的注视或视觉追随。

(2)判断意识障碍的程度:通过言语、针刺及压迫眶上神经等刺激,检查患者能否回答问题,有无睁眼动作和肢体反应情况,一般采用国际 Glasgow 昏迷评定量表(见表 2-1)来判断意识障碍的程度。最低分 3 分,分数越低病情越重,8 分以上恢复机会大,7 分以下预后差,3～5 分伴有脑干反射消失的患者有潜在死亡的危险。

表 2-1 Glasgow 昏迷评定量表

检查项目	临床表现	评分
睁眼反应	自动睁眼	4
	呼之睁眼	3
	疼痛引起的睁眼	2
	不睁眼	1

续表

检查项目	临床表现	评分
言语反应	定向正常	5
	应答错误	4
	言语错乱	3
	言语难辨	2
	不语	1
运动反应	能按指令动作	6
	对针痛能定位	5
	对针痛能躲避	4
	刺痛肢体屈曲反应	3
	刺痛肢体屈曲伸直	2
	无动作	1

(3)全身情况评估:瞳孔是否等大等圆、对光反射是否灵敏;有无生命体征,尤其是呼吸的节律和频率;有无肢体瘫痪、头颅外伤;脑膜刺激征是否是阳性。

(三)特殊情况护理

1.保持呼吸道通畅

平卧头侧位或侧卧位,开放气道;及时清除呼吸道分泌物;防止舌根后坠、窒息、误吸或肺部感染。

2.病情监测

严密监测生命体征及意识、瞳孔变化;观察有无恶心、呕吐及其性状和量,准确记录出入水量,预防消化道出血和脑疝发生。

3.饮食护理

给予高维生素、高热量饮食,维持生理需要量;鼻饲流食者应定时喂食,保证营养摄入,同时抬高床头以防误吸。

4.日常生活护理

卧气垫床或按摩床,减少皮肤的机械性刺激,预防压疮;做好大小便护理、会阴护理,预防尿路感染;做好口腔护理,预防口腔感染;谵妄躁动者必要时加以约束,预防坠床和自伤、伤人;防止烫伤。

三、运动障碍

运动障碍分为瘫痪、僵硬、不随意运动及共济失调。

(一)临床表现

1.瘫痪

肢体因肌力下降而出现运动障碍,瘫痪可分为偏瘫、交叉性瘫痪、四肢瘫、截瘫、单瘫、局限性瘫痪几种类型,具体类型见表 2-2。

表 2-2 瘫痪的类型

类型	瘫痪部位	病变部位
局限性瘫痪	单一神经支配区或肌群无力	单神经病变、局限性肌病、肌炎
单瘫	多为一个上肢和下肢运动不能或肌无力	大脑半球、脊髓前角细胞、周围神经或肌肉
偏瘫	一侧面部和肢体瘫痪,常伴瘫痪侧肌张力增高、腱反射亢进、病理征阳性	内囊出血、大脑半球肿瘤、脑梗死
交叉性瘫痪	病变侧脑神经麻痹和瘫痪对侧肢体	脑干肿瘤、炎症和血管性病变
截瘫	双下肢瘫痪	脊髓横贯性损害
四肢瘫痪	四肢不能运动或肌力减退	高颈段脊髓病变(外伤、肿瘤、炎症)和周围神经病变(吉兰-巴雷综合征)

2.僵硬

由肌张力增高而引起的肌肉僵硬、活动受限或不能活动的一组综合征。

3.不随意运动

由锥体外系统病变所引起的不随意志控制的无规律且无目的的面、舌、肌肉、躯干等骨骼肌的不自主运动。

4.共济失调

共济失调指由本体感觉、前庭迷路、小脑系统损害所引起的机体维持平衡和协调不良所产生的临床综合征。

(二)护理前评估

1.病史评估

(1)了解患者起病的缓急,运动障碍的性质、分布、程度及伴随症状。

(2)观察患者有无发热、抽搐或疼痛,是否继发损害;患者的饮食和食欲情况;过去有无类似的病史。

(3)了解患者是否因肢体运动障碍而产生急躁、焦虑情绪或悲观、抑郁心理。

2.身体评估

(1)肌肉容积:检查肌肉的外形、体积、萎缩情况,确定障碍是全身性、偏瘫性、对称性还是局限性。

(2)肌张力:肌肉在静止状态下的紧张度,主要通过触摸肌肉的硬度和被动活动时有无阻力评价。

(3)肌力:是受试者主动运动时肌肉产生的收缩力。肌力的评价见表 2-3。

表 2-3 肌力的分级

分级	临床表现
0 级	肌肉无任何收缩(完全瘫痪)
1 级	肌肉可轻微收缩,但不能产生运动(不能活动关节)
2 级	肌肉收缩可引起关节活动,但不能对抗地心引力,不能抬起
3 级	机体能抵抗重力离开床面,但不能抵抗阻力
4 级	机体能做抗阻力动作,但未达到正常
5 级	正常肌力

(4)共济运动和不自主运动:观察患者的精细动作;有无不能控制的痉挛发作。

(5)姿势和步态:观察患者的卧、坐、立和行走的姿势。

(6)全身情况:主要评估患者的营养和皮肤情况。

(三)特殊情况护理

1.躯体活动障碍的护理

(1)日常生活护理:减少对皮肤的刺激,协助翻身拍背,保持皮肤完好;保持大便通畅;保持口腔清洁等。增进患者的舒适感,满足患者的基本生活需要。

(2)安全护理:运动障碍的患者要防跌倒、防烫伤,使用合适的辅助工具;同时避免突然呼唤患者,以免分散其注意力。

(3)心理护理:关心、尊重患者,给予患者提供有关疾病、治疗及预后的可靠信息;对在康复训练患者出现注意力不集中、缺乏主动性、畏难心理时要积极鼓励患者,营造一种和谐的氛围和舒适的休养环境。

2.有失用综合征的护理

(1)早期康复训练干预:告知患者及家属早期康复的重要性、训练内容与康复的时间,康复训练主要有重视患侧刺激、保持良好的肢体位置、体位按时变换和床上运动训练。

(2)恢复期训练:主要包括转移动作训练、坐位训练、站立训练、步行和实用步行训练、平衡共济训练、日常生活活动训练。

(3)综合康复训练:根据病情,合理选用针灸、理疗、按摩等辅助治疗。

第二节 呼吸内科临床护理

一、胸痛

胸痛主要由胸部疾病引起，少数由其他部位的疾病所致，是临床上常见的症状，多见于老年男性。胸痛的程度因个体的痛阈差异不同，与疾病病情轻重程度不完全一致。胸痛可以突然或逐渐地发生，并且其病因初始难以确定，疼痛会放射至上肢、颈部、上颌或背部。其特点为突然尖锐痛感、沉重感、饱胀感，甚至消化不良感。应激、焦虑等情绪，劳累，深呼吸或进食某些食物后均可能引起胸痛。

（一）临床表现

评价胸痛的首要任务是区分其为呼吸系统疾病引起的胸痛还是其他系统疾病引起的胸痛。疼痛的性质和发生的环境常可用于区分心绞痛或心肌梗死引起的疼痛，单纯根据病史可能较难辨别间壁动脉瘤所致的疼痛。

1.胸壁疾病

（1）急性皮炎、皮下蜂窝织炎、肋间神经炎、肋软骨炎等皮肤炎症患处皮肤出现红、肿、热、痛等改变。

（2）带状疱疹呈多数小水疱群，沿神经分布，不越过中线，有明显的痛感。

（3）流行性肌痛时可出现胸、腹部肌肉剧烈疼痛，可向肩部、颈部放射。

（4）非化脓性肌软骨炎多侵犯第1、2肋软骨，患部隆起、疼痛剧烈，但皮肤多无红肿。

2.心血管疾病

冠状动脉粥样硬化性心脏病、心肌病、急性心包炎、胸主动脉瘤（夹层动脉瘤）、肺梗死等疾病的患者，临床表现为明显的胸痛，心绞痛与急性心肌梗死引起的疼痛常位于胸骨后或心前区。

3.呼吸系统疾病

胸膜炎、胸膜肿瘤、自发性气胸、支气管炎、支气管肺炎等。

4.纵隔疾病

纵隔气肿、纵隔肿瘤等。

5.食管疾病

(1)膈疝、纵隔肿瘤的疼痛也位于胸骨后。

(2)自发性气胸、急性胸膜炎、肺梗死等常呈患侧的剧烈胸痛。

(二)病情观察

密切观察胸痛的部位、性质、程度、持续时间及诱发因素;监测心率、心律、血压、面色等变化;观察心电图,心电监测等,出现异常或胸痛加剧、汗出肢冷时,立即汇报医师。加强巡视,尤其是夜间为疾病加重和好发时间,应勤巡视多观察,及时发现病情变化。

(三)护理前评估

1.病史评估

(1)有无诱发胸痛的危险因素及胸痛发作的早期表现。

(2)胸痛发作的主要伴随症状与体征。

(3)个人或家族中有无相关病史或类似病史。

(4)胸痛发作后患者的心理反应。

2.身体评估

(1)评估患者胸痛的主要表现形式、发生的缓急、主要部位与范围。

(2)胸痛发作时的严重程度。

(四)一般护理措施

1.环境

为患者创造安静、舒适、利于休养的病房环境,维持室温(18～20 ℃)和湿度(50%～60%)。指导患者卧床休息,调整情绪,转移注意力,可减轻疼痛。

2.调整体位

体位如半卧位、坐位,可以防止疼痛加重,以减少局部胸壁与肺的活动,缓解疼痛。胸膜炎患者取患侧卧位。

3.自我放松

教会患者自我放松的技巧,如缓慢深呼吸、全身肌肉放松、听音乐或看书,以分散注意力,减轻疼痛。

4.发作时停止操作

胸闷、胸痛发作时嘱患者立即停止活动,重者应严格卧床休息,给予氧气吸入,遵医嘱用药并注意观察用药效果,必要时给予心电监护。及时安慰患者,解除其紧张不安的情绪,以减少心肌耗氧量。

5.用药护理

疼痛剧烈影响休息时可按医嘱适当使用镇静剂。指导并督促患者按时准确服药,不要擅自增减药量,心功能不全者应控制进水量。服用中药汤剂时忌饮茶及生冷饮食。对于胸痛发作频繁者,可遵医嘱给予硝酸甘油静脉滴注,但应严格控制滴速,注意观察用药后反应,并告知患者及家属不可擅自调节滴速,以防低血压发生。

6.饮食护理

指导患者合理膳食,饮食应低盐、低脂、低胆固醇、高维生素、高蛋白,应定时定量,防止过饥过饱。

7.生活护理

环境必须保持安静,避免突然的高喊尖叫或突然的撞击音;要注意卧床休息,轻者可适当活动;注意气候变化,及时增减衣服,注意保暖,预防感冒的发生;保持排便通畅。

8.心理护理

不宜过度用脑或活动,避免过度劳累、饱餐情绪波动等。做好解释劝导工作,解除思想顾虑,使患者心情舒畅地配合治疗及护理。

(五)专科护理措施

1.胸膜炎

(1)急性期:应卧床休息,采用药物治疗。

(2)恢复期:使用药物治疗的同时,辅以体育疗法,这样能增强患者的心肺功能,促进患者的体力恢复,减轻胸腔积液造成的肺不张现象。

(3)制定合理的运动计划,打太极拳、快走等都适合,动作要轻巧、柔和,呼吸要自然深沉,防止用力过猛将胸膜拉伤。

(4)观察药后反应,注意呼吸、胸痛及全身情况的变化。

(5)饮食宜清淡而富有营养,积液量过多时,以半流饮食为宜。积液减少时,宜逐渐增加牛奶、鸡蛋、瘦肉等营养食品,以辅助正气。

(6)病情趋向好转,可逐渐增加活动量,但不可过劳。

2.气胸

(1)休息与卧位:急性自发性气胸患者应绝对卧床休息,避免用力、屏气、咳嗽等增加胸腔内压的活动。

(2)给氧:根据患者的缺氧程度选择适当的给氧方式和吸入氧流量、氧浓度。

(3)病情观察:观察患者呼吸频率和缺氧情况。

(4)心理支持:患者由于胸痛会出现紧张、焦虑和恐惧的情绪,要及时做好心理疏导。

(5)做好胸腔抽气或胸腔闭式引流的准备和配合工作,使肺尽早复张,减轻呼吸困难和胸痛症状。

3.支气管肺癌

(1)避免加重疼痛的因素,预防上呼吸道感染,尽量避免咳嗽,必要时给予止咳剂。

(2)活动困难者,应小心搬动,防止用力不当引起的疼痛。指导和协助胸痛的患者用手或枕头护住胸部,以减轻深呼吸、咳嗽或变换体位引起的疼痛。

二、咯血

咯血是指喉及喉以下呼吸道或肺组织的血管破裂导致的出血经咳嗽动作从口腔排出,是一种常见的临床症状。须与口、鼻、咽及上消化道的出血从口腔排出者相鉴别。

(一)临床表现

1.症状

可见于肺结核、肺炎、支气管肺癌、肺出血型钩端螺旋体病等。

(1)咯血伴发热:可见于大叶性肺炎、肺梗死、肺结核、支气管肺癌等。

(2)咯血伴胸痛:可见于肺脓肿、空洞型肺结核、支气管扩张症等。支气管扩张症也有反复咯血而无咳痰者,此型称为干性支气管扩张症。

(3)咯血伴呛咳:可见于支气管肺癌、支原体肺炎等。

(4)咯血伴有皮肤黏膜出血:须注意流行性出血热、血液病。

(5)咯血伴黄疸:须注意肺梗死、钩端螺旋体病。

2.体征

(1)呼吸音减弱和(或)出现啰音:咯血开始时,一侧肺部呼吸音减弱和(或)出现啰音,对侧肺野呼吸音良好,常提示出血即在该侧。

(2)杂音:二尖瓣舒张期杂音有利于风湿性心脏病的诊断;肺野内血管性杂音支持动静脉畸形。

(3)杵状指:杵状指多见于肺癌、支气管扩张症及肺脓肿。

3.并发症

咯血的并发症有窒息、失血性休克、肺不张、肺部感染等。窒息和休克是咯血的主要并发症,也是致死的主要原因。

(二)治疗

1.一般治疗

(1)镇静、休息和对症治疗。

(2)进行吸氧、监护、止血、输血、输液及对症和病因治疗。

2.咯血的抢救

(1)中量咯血的处理:中量咯血指每天咯血量 100～500 mL,应定时测量血压、脉搏、呼吸。鼓励患者轻微咳嗽,将血液咯出,以免滞留于呼吸道内。为防止患者用力大便,加重咯血,应保持大便通畅。对于高热患者,胸部或头部可置冰袋,有利于降温止血。须注意患者早期窒息迹象,做好抢救窒息的准备。

(2)大量咯血的抢救。①保证气道开放:大量咯血指每天咯血量＞500 mL 或 1 次咯血量＞300 mL。大量咯血造成的直接危险主要是窒息和失血性休克,间接危险是继发肺部感染或血块堵塞支气管引起的肺不张。②体位:保持镇静,患者取卧位,头偏向一侧,鼓励患者轻轻将血液咯出,以避免血液滞留于呼吸道内。如已知病灶部位则取患侧卧位,以避免血液流入健侧肺内。如出血部位不明时则取平卧位,头偏向一侧,防止窒息。③镇静:避免精神紧张,给予精神安慰,必要时可给予少量镇静药。④镇咳:咳嗽剧烈的大量咯血患者,可适量给予镇咳药,但一定要慎重,禁用剧烈的镇静止咳药,以免过度抑制咳嗽中枢,使血液瘀积气道,引起窒息。⑤观察病情:密切观察患者的咯血量、呼吸、脉搏等情况,防止发生休克。⑥勿用力排便,加重咯血。⑦保持呼吸道通畅:患者感觉胸闷、气短、喘憋,要帮助患者清除口鼻分泌物,保持室内空气流通,有条件时给予吸氧。⑧窒息患者的抢救:若发生大量咯血窒息,应立即体位引流,取头低足高位(可将床尾抬高 45°左右),尽量倒出积血,患者头偏向一侧,予以拍背,或用吸引器将喉或气管内的积血吸出。

(三)护理前评估

1.病史评估

(1)注意询问患者咯血的主要表现形式、发生的缓急。

(2)评估咯血有无明确的原因或诱因。

(3)有无咯血发生的早期表现。

(4)个人或家族中有无相关病史或类似病史。

(5)咯血后患者的心理反应。

2.身体评估

(1)患者神志,生命体征,皮肤,体温,呼吸频率,节律及幅度,呼吸困难的类型，咯血量等。

(2)对于突发大量咯血的患者，要注意观察患者有无胸闷、气促、呼吸困难、发绀、面色苍白等窒息征象。

(四)专科护理措施

1.支气管扩张症大量咯血

(1)一般静卧休息能使小量咯血自行停止，大量咯血患者应绝对卧床休息，减少活动。协助患者取患侧卧位，有利于健侧通气，对肺结核患者还可防止病灶扩散。

(2)根据病情准备急救车、吸痰器、监护仪等备用装置。一旦出现窒息，立即将患者置于头低足高位，轻拍背部以利于血块排出。

(3)对症护理：保持口腔清洁，咯血后为患者漱口，防止因口咽部异物刺激引起的剧烈咳嗽。

(4)保持呼吸道通畅：痰液黏稠无力咳出者，可经鼻腔吸痰，重症患者在吸痰前适当提高吸氧浓度，以防止吸痰引起低氧血症。嘱患者将气管内痰液和积血轻轻咳出，以保持呼吸道通畅，咯血时轻轻拍击健侧背部，嘱患者不要屏气，以免诱发喉头痉挛，导致窒息。

(5)气道通畅后，若患者自主呼吸未恢复，应立即行人工呼吸。给予高流量吸氧，按医嘱应用呼吸中枢兴奋剂。

(6)用药护理：使用止血药物，减少肺血流量，减轻咯血。

(7)视病情做好各项监测记录。密切观察是否有咯血发作的先兆症状，如胸闷、喉痒、咳嗽等；密切观察患者咯血量、色、质及出血的速度等；观察生命体征及意识状态的变化。

(8)加强病情观察，重视巡视及患者主诉，出现窒息先兆症状时，立即报告医师处理。

(9)对于情绪紧张、焦虑的患者，做好心理护理。

(10)观察并发症：如发生窒息、失血性休克等应及时通知医师，配合做好抢救工作。

(11)根据病情留家属陪护，上床挡，确保安全。

2.肺结核咯血

(1)病情观察：1/3～1/2 患者有不同程度的咯血，密切观察患者有无胸闷、喉痒伴咳嗽等先兆症状。

(2)小量咯血时，嘱患者卧床休息，口服止血药。中等或大量咯血时，严格卧床休息，取患侧卧位，注意防止窒息，配血备用。大量咯血时可应用垂体后叶素静脉滴注，必要时可经支气管镜局部止血。

(3)病室避免放置花草、皮毛等，减少患者不良刺激。

(4)根据病情留家属陪护，上床挡，确保安全。

(五)健康宣教

(1)讲解保持呼吸道通畅的方法，药物服用方法。

(2)小量咯血的患者以静卧休息为主，大量咯血的患者应绝对卧床休息，避免用力。

(3)指导患者咯血时不要屏气，应尽量将血轻轻咯出，否则易诱发喉头痉挛，出血引流不畅易形成血块，造成呼吸道阻塞、窒息。

(4)注意保暖，预防感冒，指导患者保持科学健康的生活方式，调整饮食和睡眠。大量咯血者暂禁食，小量咯血者宜进少量凉或温的流质饮食。避免饮用浓茶、咖啡、酒等刺激性饮料，多饮水及多食富含纤维素食物，以保持大便通畅。

(5)指导患者树立战胜疾病的信心，配合治疗，保持心情愉快，避免情绪波动。

(6)定时专科门诊复诊。

第三节　泌尿内科临床护理

一、肾源性水肿

水肿是泌尿系统疾病最常见的临床表现之一。肾源性水肿常由肾小球疾病引起，按发生机制可分为两类。①肾炎性水肿：主要是由于肾小球滤过率下降，肾小管对水钠重吸收障碍引起水钠潴留，又因患者常伴有毛细血管通透性增加，从而导致组织间隙中水分潴留，引起水肿，常伴有血压升高。②肾病性水肿：是由于大量蛋白尿导致血浆蛋白过低，血浆胶体渗透压降低，从而引起的水肿。肾源性水肿多出现在组织疏松部位，如眼睑，以及身体下垂部位，如脚踝和胫前部位，长期卧床时最易出现在骶尾部。

(一)临床表现

肾源性水肿的性质是软而易移动，临床上呈现凹陷性水肿，即用手指按压局部皮肤可出现凹陷。临床上根据水肿程度可分为轻、中、重3度。

1.轻度

指压后可出现组织轻度凹陷，平复较快，仅发生于眼睑、眶下软组织、胫骨前、踝部皮下组织。有时，早期水肿仅有体重迅速增加而无水肿征象出现。

2.中度

指压后可出现明显的或较深的组织凹陷，平复缓慢，全身疏松组织均有可见性水肿。

3.重度

全身组织严重水肿，身体低垂部位皮肤张紧发亮，甚至可有液体渗出，有时可伴有胸腔积液、腹水、鞘膜腔积液。

(二)病情观察

(1)监测生命体征及各项检查(肾功能、尿蛋白、人血清白蛋白、凝血功能等)结果。

(2)观察水肿的发生部位、范围、程度、特点、发展或消退情况。

(3)及时发现血栓栓塞或心力衰竭等并发症先兆，并应结合患者的基础疾病及相关实验室或其他辅助检查结果，做出正确的临床判断，以利于及时护理与配合抢救。

(4)少尿、低蛋白血症及水钠潴留等均可增加患者水肿，注意观察出入量及体重变化，观察患者饮食中含钠盐量及蛋白摄入情况。

(5)观察皮肤有无破损、红肿、感染表现。

(三)护理前评估

1.病史评估

(1)询问患者起病过程如水肿发生的初始部位、时间、诱因或病因。

(2)询问有无其他症状如尿量减少、头晕、乏力、胸闷、憋气、呼吸困难、心率快、腹胀等，有无高血压、心力衰竭、血栓栓塞等并发症表现。

(3)询问有无治疗或用药，所用药物名称、方法、剂量及用药后效果等。

(4)评估患者饮食(钠盐使用)、饮水习惯及排尿情况，了解目前饮水量、进食量、尿量、尿色、性状、排尿特点等。

(5)询问个人或家族中有无相关病史或类似病史。

(6)评估患者心理状态，有无紧张、焦虑、抑郁等不良情绪。

2.身体评估

(1)评估患者神志、生命体征、尿量、体重等有无改变，水肿部位、范围、特点、程度，水肿是否对称，有无胸腔积液及腹水等。

(2)皮肤黏膜有无破溃或渗液等。

(四)一般护理措施

(1)病室温湿度适宜，轻度水肿者可适当活动，水肿严重者应卧床休息，适当床上活动，避免劳累。

(2)床单位干净、平整，长期卧床者勤翻身，适当按摩皮肤，预防皮肤压疮。

(3)严重水肿、活动困难、年老体弱、绝对卧床休息者，协助生活护理，预防意外事件如跌倒、坠床、压疮等，尤其是预防夜间意外事件的发生。

(4)心理护理：告知患者水肿的原因、诱发和加重水肿的因素、水肿的主要治疗和护理措施等。嘱患者休息，保护皮肤，预防感染。操作时，应沉着冷静、敏捷准确，以增加患者的安全感和信任感。

(5)用药护理。①利尿剂：遵医嘱应用利尿剂，严重肾病性水肿者，可遵医嘱输注新鲜血浆、人血清白蛋白等后再应用利尿剂，观察用药后疗效及不良反应。长期应用利尿剂可引起电解质及酸碱平衡的变化，注意观察低钾、低钠、低氯性碱中毒等。避免利尿过快过猛，从而引起脱水，可有口干、头晕、恶心、心悸、低血压等表现。此外，利尿剂具有耳毒性，避免与链霉素等氨基糖苷类抗生素同时使用。②其他外用药如芒硝、硫酸镁等：对患者水肿严重、利尿效果不佳或有阴囊水肿者，可配合使用收敛药外敷，避开皮肤破溃处，使用后清洁皮肤，保持皮肤清洁。

(6)饮食护理。①低盐饮食：限制钠盐，每天 2～3 g 为宜。②优质蛋白：以动物蛋白为主如牛奶、蛋清、瘦肉等，一般给予 0.8～1.0 g/(kg·d)，如有氮质血症者可给予 0.6～0.8 g/(kg·d)的优质蛋白。③限水：入液量包括输液、饮水、食物中含水量等，患者入液量应根据水肿程度、尿量和体重来决定，以“量出为入”的原则控制入液量。④摄取充足热量及补充各种维生素矿物质等。

(7)皮肤护理：①下肢水肿明显者，可抬高下肢，以利静脉回流，阴囊水肿者可用吊带托起。②保持床单位及皮肤清洁卫生，预防破溃感染。③应用温水清洗皮肤，擦洗时避免用力损伤皮肤，穿柔软宽松衣物。④卧床者注意改变体位，勤翻身，避免皮肤压疮。穿刺时，可将水肿皮肤推向一侧后进行，拔针后延长按压时间。⑤如皮肤已有破溃，遵医嘱处理，可清创消毒后敷料覆盖，并观察渗液及伤口愈合情况，敷料如有渗湿应及时更换。

(五)健康宣教

(1)讲解饮食知识，告知患者饮食护理重要性，指导患者合理安排饮食；指导患者避开钠盐高的食物，选择富含优质蛋白的食物，告知患者食物含水量，指导患者合理安排饮食。

(2)教会患者如何评估水肿程度，告知正确记录出入量及测量体重方法。

(3)告知患者所用药物剂量、用法、作用及不良反应，嘱患者不可擅自增减药量或停药。

(4)指导患者适当活动如散步、打太极拳等有氧运动，避免跑步、打球等剧烈运动，活动时注意安全。

(5)定期随访。

二、急进性肾小球肾炎

急进性肾小球肾炎又名新月体肾炎，是指以少尿或无尿、蛋白尿、血尿，伴或不伴水肿及高血压等为基础临床表现，肾功能骤然恶化而致肾衰竭的一组临床综合征，病理改变特征为肾小囊内细胞增生、纤维蛋白沉积。我国目前对该病的诊断标准是肾穿刺标本中50%以上的肾小球有大新月体形成。

该病的诱发因素包括吸烟、吸毒、接触碳氢化合物、遗传易感等，根据免疫病理结果可分为3型。Ⅰ型：抗肾小球基膜型。Ⅱ型：免疫复合物型。Ⅲ型：(非)免疫复合物型。在我国，以Ⅱ型多见。Ⅰ型以青、中年多见；Ⅱ型和Ⅲ型以中老年多见，男性居多。

(一)临床表现

1.症状

患者常有肾病综合征表现(血尿、蛋白尿、水肿和高血压等)，并随着病情的进展可出现少尿或无尿，肾功能迅速恶化发展至尿毒症，常伴有中度贫血。多数患者有上呼吸道感染的前驱症状，起病较急，病情进展快。少数患者起病隐匿，前驱症状为不明原因的发热、关节痛、肌痛和咯血等，就诊时已达尿毒症期，多见于Ⅲ型急进性肾小球肾炎。Ⅱ型急进性肾小球肾炎患者常有肾病综合征的表现。

2.并发症

本病病情严重者可并发急性肾衰竭；早期血压正常或轻度升高，随着病情发展而加重，严重者可并发高血压脑病；常见恶心、呕吐、呃逆等消化道症状，少数患者甚至出现上消化道出血；感染也是常见的并发症和导致死亡的重要原因。

(二)治疗

根据患者病情,采取对症、强化免疫抑制及血浆置换治疗。病情急性期且达到透析指征的患者应尽快透析,为免疫治疗争取时间及保障。免疫抑制治疗无效且病情已进入终末期肾衰竭的患者应行长期血液透析治疗或在病情稳定6个月后考虑肾移植。

1.对症治疗

利尿,降压,控制感染,纠正水、电解质、酸碱平衡紊乱等。

2.免疫抑制治疗

肾上腺皮质激素联合细胞毒性药物。首选甲泼尼龙冲击治疗,再以口服泼尼松与环磷酰胺联合治疗。

3.血浆置换治疗

对于Ⅰ型和Ⅱ型急进性肾小球肾炎患者,早期行本治疗方案有较好的疗效。需持续治疗至血清抗体(如抗肾小球基膜抗体、中性粒细胞胞质抗体)或免疫复合物转阴为止,同时联合使用激素和细胞毒性药物。

(三)护理前评估

1.一般评估

神志、生命体征、皮肤黏膜、尿、便、食欲、病史等。

2.专科评估

尿液颜色、性状、尿量、排尿特点等,血压水平,血、尿检查(如血红蛋白、肾功能、血清离子、人血清白蛋白、尿白蛋白定量、尿红细胞、中性粒细胞胞质抗体、抗肾小球基膜抗体等)。

(四)一般护理措施

(1)根据病情准备吸氧、吸痰、监护仪等备用装置;水肿严重者备气垫床,保护皮肤,预防压疮。

(2)做好入院介绍,主管护士自我介绍,介绍环境及规章制度。加强巡视,密切观察生命体征、体重、出入量,观察尿、便、痰液、皮肤黏膜变化,询问患者主诉,及早发现感染或并发症前兆。

(3)制订相关护理措施,如管路留置护理,口腔、皮肤、毛发、会阴、肛周护理,雾化吸入等。

(4)根据病情做好生命体征(尤其是血压)、体重、出入量监测记录。

(5)观察尿、便及痰液的性状,颜色,量的变化;观察皮肤色泽、出血点、淤血、瘀斑、完整性，有无破损，有无水肿，其水肿部位、程度、性质、消长等，有疼痛者观察患者疼痛变化。应用透析用中心静脉导管的患者，观察管路的位置、固定情况、伤口情况等。肾组织病理检查者不可剧烈运动，休息一个月以上，密切观察尿液变化及身体不适症状。

(6)观察并发症如感染、急性肾衰竭、高血压脑病、消化道出血等。血浆置换或血液透析治疗患者，备好急救物品，观察治疗过程中的效果，询问患者主诉，及早发现透析并发症。

(7)保护皮肤：保持皮肤清洁，剪短指(趾)甲，防止皮肤抓伤，穿宽松、柔软的衣物，保持床单位清洁，保持口腔、会阴及肛周清洁，每天温水清洁皮肤。长时间卧床患者每 2 小时翻身一次，双下肢水肿患者可抬高双下肢以促进静脉回流，并给予适当按摩，避免皮肤破溃引发感染。

(8)根据病情留家属陪护，上床挡，确保安全。

(9)出院随访：出院 1 周内电话随访第 1 次，3 个月内随访第 2 次，6 个月内随访第 3 次，以后 1 年随访 1 次。

(五)健康宣教

(1)向患者讲解疾病知识、安全知识、用药知识等。指导患者出院后遵医嘱服药，不擅自增减药量或停药，观察药物不良反应，不乱服用药物，尤其是避免肾毒性药物，如有异常及时就医。

(2)教会患者观察尿、便、痰液、皮肤黏膜改变，学会出入量记录及体重测量方法，教会正确测量血压，了解高血压危害及表现，影响血压波动的因素，预防血压升高的措施。

(3)讲解水肿的护理措施，讲解饮食、药物选择知识，讲解疾病发生的诱因，讲解预防感染重要性及措施，讲解血浆置换或血液透析目的、方法、管路维护、注意事项、预防管路滑脱及感染知识，帮助家属做好管路维护，预防管路滑脱及感染，避免意外拔管。

(4)讲解肾组织病理检查目的及术前、术中、术后注意事项。

(5)疼痛者讲解缓解疼痛的方法及止痛药物相关知识。

第四节 血液科临床护理

一、正常止血、凝血、抗凝与纤维蛋白溶解机制

(一)止血机制

正常人体局部小血管受损后引起出血,几分钟内可自然停止的现象,称为生理性止血。生理性止血是机体重要的保护机制,其过程可分为血管收缩、血小板黏附及血栓形成、血液凝固3个环节。任何原因造成的血管壁通透性增加、血小板数目减少及其功能异常和凝血功能障碍,均可能导致出血。

(二)凝血机制

血液凝固指各种无活性的凝血因子按一定顺序相继被激活而生成凝血酶,最终使纤维蛋白原转变为纤维蛋白,以致血液由流动的液体状态转变为不能流动的凝胶状态的过程,这是一个系列性且具有明显放大效应的酶促反应过程,目前已知参与人凝血过程的凝血因子有12种。各种原因导致凝血因子的缺乏是引起出血性疾病的重要原因,如血友病、严重肝病等。

(三)抗凝与纤维蛋白溶解机制

正常情况下,循环血液内凝血系统和抗凝血系统维持动态平衡,以保持血液在血管内呈流动状态。

机体止、凝血功能的正常发挥,是多种因素相互协调与联合作用的结果。健全的血管、血小板数目与功能正常、凝血因子数目及其活性正常,以及运作良好的纤维蛋白溶解系统是重要的前提与保障。

二、分类

(一)血管壁异常

1.遗传性

遗传性出血性毛细血管扩张症,家族性单纯性紫癜等。

2.获得性

(1)重症感染,如败血症。

(2)化学物质与药物作用,如药物性紫癜。

(3)营养缺乏,如维生素 C 及维生素 PP 缺乏症。

(4)内分泌代谢障碍,如糖尿病、库欣综合征。

(5)变态反应,如过敏性紫癜。

(6)其他,如动脉硬化、结缔组织病、机械性紫癜和体位性紫癜等。

(二)血小板异常

1.血小板数量减少

(1)生成减少:再生障碍性贫血、白血病、化疗及放疗后和骨髓抑制等。

(2)破坏过多:特发性血小板减少性紫癜。

(3)消耗过多:血栓性血小板减少性紫癜、弥散性血管内凝血。

2.血小板增多

(1)原发性:原发性血小板增多症。

(2)继发性:脾切除术后。

(3)血小板功能异常:①遗传性,如血小板无力症、巨大血小板综合征、血小板颗粒性疾病。②获得性,如抗血小板药物作用、重症感染、尿毒症等,在临床上极为常见。

3.凝血异常

(1)遗传性:各型血友病、遗传性凝血酶原缺乏症、遗传性纤维蛋白原缺乏症等。

(2)获得性:严重肝病、尿毒症、维生素 K 缺乏症及抗凝血因子Ⅷ、Ⅸ抗体的形成等。

4.抗凝及纤维蛋白溶解异常

主要为获得性疾病,如肝素及双香豆素类药物过量、蛇咬伤等。

5.复合性止血机制异常

包括遗传性,如血管性血友病;获得性,如弥散性血管内凝血。

三、临床表现

根据出血性疾病的临床表现及相关实验室检查,大致可将出血性疾病分为血管性疾病、血小板性疾病与凝血障碍性疾病。不同类型出血性疾病的临床特征见表 2-4。

表 2-4 不同类型出血性疾病的临床特征

临床特征	血管性疾病	血小板性疾病	凝血障碍性疾病
性别	多见于女性	多见于女性	多见于男性
阳性家族史	少见	罕见	多见

续表

临床特征	血管性疾病	血小板性疾病	凝血障碍性疾病
出血部位	皮肤黏膜为主，偶有内脏出血	皮肤黏膜为主，重症常有内脏出血	深部组织和内脏出血为主
血肿	罕见	可见	常见
关节腔出血	罕见	罕见	多见
内脏出血	偶见	常见	常见
月经过多	少见	多见	少见
手术或外伤后出血不止	少见	可见	多见
病程与预后	短暂，预后较好	迁延，预后一般	常为终身性，预后不定

四、治疗

(一)病因防治

主要针对获得性出血性疾病患者进行。

1.有效预防与治疗原发病

各种严重的肝病、慢性肾病和尿毒症、结缔组织病及重症感染等。

2.避免使用和接触加重出血物质

如阿司匹林、吲哚美辛等；血友病患者应慎用华法林、肝素等抗凝药物；过敏性紫癜患者应避免再次接触致敏物质。

(二)止血措施

(1)补充凝血因子或血小板。

(2)止血药物如维生素C、卡巴克络、芦丁、糖皮质激素、维生素K、氨基己酸、氨甲苯酸等；局部止血药主要有凝血酶及吸收性明胶海绵等。

(3)局部处理肌肉、关节腔明显出血可用弹力绷带压迫止血，必要时行关节固定以限制活动。

(三)其他治疗

血浆置换、脾切除、关节成形与置换术、基因治疗和中医中药等。

五、病情观察

(1)注意观察患者出血的发生部位与范围、主要表现形式、发展或消退情况。

(2)及时发现新的出血、重症出血及其先兆，并应结合患者的基础疾病及相关实验室或其他辅助检查结果，做出正确的临床判断，以利于及时护理与抢救配合。

(3)急性早幼粒细胞性白血病是出血倾向最明显的一种白血病，注意监测血小板和凝血常规，严重的患者可发生自发性出血。

(4)高热、失眠、情绪波动等均可增加患者出血甚至颅内出血的危险。

六、护理前评估

(一)病史评估

(1)注意询问患者出血的主要表现形式、发生的缓急、主要部位与范围。

(2)有无明确的原因或诱因，有无内脏出血及其严重程度，有无诱发颅内出血的危险因素及颅内出血的早期表现，出血的主要伴随症状与体征。

(3)女性患者的月经情况，有无月经量过多或淋漓不尽。

(4)个人或家族中有无相关病史或类似病史。

(5)出血后患者的心理反应。

(二)身体评估

重点评估有无与出血相关的体征及特点。

(1)有无皮肤黏膜瘀点、瘀斑，其数目、大小及分布状况，有无鼻腔黏膜与牙龈出血，有无伤口渗血，关节有无肿胀、压痛、畸形及其功能障碍等。

(2)对于同时或突发主诉有头痛的患者，要注意检查瞳孔的形状、大小、对光反射是否存在，有无脑膜刺激征及其生命体征与意识形态的变化。

七、一般护理措施

若出血仅局限于皮肤黏膜，无须太多限制。

(1)血小板计数$<50\times10^9/L$，应减少活动，增加卧床休息的时间；严重出血或血小板计数$<20\times10^9/L$者，必须绝对卧床休息，协助生活护理。

(2)鼓励患者进食高蛋白、高维生素、易消化的软食或半流质，禁食过硬、粗糙的食物；保持大便通畅，勿用力排便，以免腹压骤增而诱发内脏出血，尤其是颅内出血，便秘者可使用开塞露或缓泻剂。

(3)输血或用药护理：出血明显者，遵医嘱输注新鲜全血、浓缩血小板、新鲜血浆或抗血友病球蛋白浓缩剂等，并合理使用各种止血药物。密切观察各种输液反应及药物不良反应。

(4)心理护理：告知患者出血的原因、诱发和加重出血的因素、主要治疗和护理配合要求等。进行护理操作时，应沉着冷静、敏捷准确，以增加患者的安全感和信任感。出血时应及时清除血迹，消除不良刺激。嘱患者休息，保持安静，以利于止血。

八、专科护理措施

（一）皮肤出血护理

（1）保持床单位平整，被褥衣着轻软，各项护理操作轻柔，避免拍打或用力揉擦。

（2）减少穿刺次数，穿刺处拔针后需延长按压时间（5～10 分钟），必要时加压包扎。

（3）健康宣教：避免人为的损伤而导致或加重出血，高热患者禁用酒精擦浴。

（二）鼻出血护理

1.防止鼻黏膜干燥出血

保持室内相对湿度为 50%～60%，秋冬季节可局部使用液状石蜡或抗生素眼膏。

2.出血处理

少量出血时可用干棉球或吸收性明胶海绵填塞，无效者可用肾上腺素棉球或凝血酶棉球填塞，并局部冷敷；出血严重时，可请五官科会诊，予凡士林纱条填塞，指导患者切勿私自拔除。

3.健康宣教

勿抠鼻或用力擤鼻，保持鼻腔湿润。

（三）口腔牙龈出血护理

（1）尽量避免食用煎炸、带刺或含骨头的食物，带壳的坚果类食品及质硬的水果。

（2）牙龈渗血时，可用凝血酶或肾上腺素棉球、吸收性明胶海绵片贴敷或局部压迫止血，出血明显时也可使用去甲肾上腺素 8 mg 加入 100 mL 生理盐水中含漱，同时遵医嘱使用止血药物。

（3）注意口腔卫生，必要时进行口腔护理

（4）健康宣教：避免口腔黏膜或牙龈损伤，注意口腔卫生，使用软毛牙刷刷牙，忌用牙签剔牙。进食软食，细嚼慢咽，避免口腔黏膜的损伤。

（四）关节腔出血或深部血肿护理

（1）一旦发生出血，立即停止活动，卧床休息。

(2)关节腔出血者宜抬高患肢并安置患肢位,深部组织出血者测量血肿范围,局部冷敷,亦可同时局部压迫止血。出血停止后,改为热敷,促进淤血消散。

(3)健康宣教:避免剧烈运动。

(五)颅内出血护理

1.预防

(1)保证充足睡眠,避免情绪激动、剧烈咳嗽和屏气用力等。

(2)伴有高热患者需及时有效地降温。

(3)伴有高血压者需监测血压。

(4)患者血小板低于 $20\times10^{9}/L$,应绝对卧床休息,减少活动。

2.颅内出血先兆

观察患者突然出现意识改变、头痛、视力模糊、呼吸急促、喷射性呕吐、颈项强直、双侧瞳孔不等大、对光反射迟钝等改变,提示有颅内出血。

3.急救与护理

及时与医师取得联系,积极配合抢救。

(1)立即去枕平卧,头偏向一侧,保持呼吸道通畅,及时清理口腔内分泌物。

(2)吸氧 3 L/min。

(3)迅速建立 2 条静脉通道,遵医嘱快速滴注 20%甘露醇(30 分钟内滴完),以降低颅内压。

(4)遵医嘱输注止血、降压、利尿药物,必要时成分输血。

(5)严密监测患者生命体征、意识状态以及瞳孔的变化,及时报告医师。

(6)留置尿管,记录尿量。

(7)做好患者及家属的心理护理。

第五节　内分泌科临床护理

一、糖尿病

糖尿病是由遗传和环境因素相互作用而引起的一组以慢性高血糖为特征的代谢异常综合征,因胰岛素分泌减少或作用缺陷,或者两者同时存在而引起碳水化合物、脂肪、蛋白质和水、电解质等代谢紊乱。随着病程延长可出现眼、肾、神经、心脏、血管等多系统损害，引起功能缺陷及衰竭。重症或应激时可发生酮症酸中毒、高血糖高渗状态等急性代谢紊乱。

随着经济高速发展和工业化进程加快，人口老龄化、人们生活方式和生活水平的改变，糖尿病的患者数正逐年增加，成为继心血管疾病、肿瘤之后又一严重危害人类健康的慢性、非传染性疾病。近来的多项研究表明，无论是欧美等发达国家和中国等发展中国家，糖尿病控制均不乐观，糖尿病已成为严重威胁人类健康的世界性公共卫生问题。

（一）分类

糖尿病分为1型、2型、其他特殊类型和妊娠糖尿病共4种类型。妊娠糖尿病是指在妊娠期间首次发生或发现的糖耐量减低或糖尿病，不包括在诊断糖尿病之后妊娠的女性。特殊类型糖尿病指病因比较明确如胰腺炎、库欣综合征等引起的高血糖状态。

机体糖代谢状态包括正常血糖、空腹血糖受损、糖耐量减低和糖尿病状态等几种类型，详见表2-5。

表2-5 糖代谢状态分类

糖代谢分类	静脉血浆葡萄糖（mmol/L）	
	空腹血糖	糖负荷后2小时血糖
正常血糖	＜6.1	＜7.8
空腹血糖受损	6.1～7.0	＜7.8
糖耐量减低	＜7.0	7.8～11.1
糖尿病	≥7.0	≥11.1

（二）临床表现

1.症状及体征

（1）多饮、多食、多尿和体重减轻：血糖升高引起渗透性利尿，导致尿量增多、失水，患者口渴多饮。同时由于机体不能利用葡萄糖，蛋白质和脂肪分解增加，引起消瘦、疲乏、体重减轻，患者常易饥多食。故糖尿病的临床表现常被描述为“三多一少”，即多饮、多食、多尿和体重减轻。

（2）皮肤瘙痒：由于高血糖及外周神经病变导致皮肤干燥和感觉异常，患者常感皮肤瘙痒。女性患者可因尿糖刺激会阴部皮肤，出现外阴瘙痒。

（3）其他症状：四肢酸痛、麻木、腰痛、性欲减退、阳痿不育、月经失调、便秘、视力模糊等。

2.糖尿病的诊断标准

见表2-6。

表 2-6 糖尿病的诊断标准

诊断标准	静脉血浆葡萄糖水平(mmol/L)
糖尿病症状+随机血糖	≥11.1 mmol/L
空腹血浆血糖	≥7.0 mmol/L
葡萄糖负荷后 2 小时血糖	≥11.1 mmol/L
无糖尿病症状者,改天重查,但不做第 3 次口服葡萄糖耐量测试	

注:①空腹血糖是指至少 8 小时没有热量的摄入。②随机是指一天当中的任意时间而无上次进餐时间及食物摄入量的限制。③空腹血糖受损或糖耐量减低的诊断应根据 3 个月内的两次口服葡萄糖耐量测试结果平均值来判断。④对无糖尿病症状,仅 1 次血糖值达到糖尿病诊断标准,复查结果未达到糖尿病诊断标准者,应定期复查。

3.并发症

(1)糖尿病酮症酸中毒是糖尿病急性并发症之一。糖尿病代谢紊乱加重时,脂肪动员和分解加速,产生大量乙酰乙酸、β羟丁酸和丙酮,三者统称为酮体。其中乙酰乙酸和β羟丁酸均为较强的有机酸,当超过机体的处理能力时,便发生代谢性酸中毒,即糖尿病酮症酸中毒,出现意识障碍者称为糖尿病酮症酸中毒昏迷。①诱因:1 型糖尿病患者有自发糖尿病酮症酸中毒的倾向。2 型糖尿病患者在一定诱因作用下也可发生糖尿病酮症酸中毒,常见诱因有感染、胰岛素治疗不适当减量或治疗中断、饮食不当、妊娠、分娩、创伤、麻醉、手术、严重的精神刺激引起应激状态等。有时可无明显诱因,部分患者发病时无糖尿病病史。②临床表现:多数患者在发生意识障碍前出现疲乏、四肢无力、“三多一少”症状加重;随后出现食欲减退、恶心、呕吐,常伴头痛、嗜睡、烦躁、呼吸深快、有烂苹果味(丙酮味);随着病情进一步发展,出现尿量减少、皮肤弹性差、眼球下陷、脉细速、血压下降、四肢厥冷等严重失水表现;晚期各种反射迟钝甚至消失,患者昏迷。血糖多为 16.7～33.3 mmol/L,有时可达 55.5 mmol/L 以上。

(2)高血糖高渗状态也属于糖尿病急性并发症,以严重高血糖、高血浆渗透压、脱水为特点,常有不同程度的意识障碍,多见于 50～70 岁的患者。①诱因:常见诱因包括各种感染、腹泻和胰腺炎、脑卒中、严重肾脏疾病、静脉高营养治疗、不合理限制水分,以及应用某些药物如糖皮质激素、免疫抑制剂、噻嗪类利尿剂等。②临床表现:起病缓慢,常先有多尿、多饮,无多食甚至食欲减退;随病程进展失水症状逐渐加重,晚期出现尿量减少甚至少尿、无尿。与糖尿病酮症酸中毒相比,脱水更严重,神经精神症状更突出,表现为嗜睡、幻觉、定向力障碍、偏盲、偏瘫等,最后陷入昏迷。血糖常为 33.3 mmol/L 以上,一般为 33.3～66.6 mmol/L。

(3)糖尿病神经病变以周围神经病变最常见,通常为对称性,下肢较上肢严重,病情进展缓慢。患者常先出现肢端感觉异常如袜子或手套状分布,伴麻木、烧灼、针刺感或踏棉垫感,有时伴有变态反应;随后有肢体疼痛,呈隐痛、刺痛,夜间及寒冷季节加重;后期累及运动神经,可有肌力减弱以至肌萎缩和瘫痪。自主神经损害也较常见并可较早出现,临床表现为瞳孔改变、排汗异常、胃排空延迟、腹泻或便秘等胃肠道功能紊乱等。

(4)糖尿病足指与下肢远端神经异常和周围血管病变相关的足部(踝关节或踝关节以下)感染、溃疡和(或)深层组织破坏。根据病因,可分为神经性、缺血性和混合性 3 类。其主要临床表现为足部溃疡与坏疽,是糖尿病患者截肢、致残的主要原因之一,自觉症状有冷感、酸麻、疼痛、间歇性跛行。糖尿病足常见诱因包括趾间或足部皮肤瘙痒而搔抓致皮肤溃破、水疱破裂、烫伤、碰撞伤、修脚损伤及新鞋磨破伤等。

(三)治疗

糖尿病治疗强调早期、长期、综合治疗及治疗方法的个体化原则。综合治疗包括糖尿病教育、饮食治疗、运动锻炼、药物治疗和自我监测 5 个方面,称为糖尿病治疗"五驾马车",采取降糖、降压、调脂和改变不良生活习惯 4 项措施。治疗目标是通过纠正患者不良的生活方式和代谢紊乱,防止急性并发症,降低慢性并发症的风险,提高患者生活质量,帮助患者保持良好的心理状态。

1.糖尿病教育

(1)2 型糖尿病三级预防:一级预防是保持健康的生活方式,预防糖尿病的发生;二级预防是在诊断为糖尿病的患者中预防并发症的发生;三级预防是延缓已发生的糖尿病并发症的进展,降低致残率和病死率,提高患者的生活质量。

(2)系统的糖尿病教育是糖尿病的重要的基本治疗措施之一,包括糖尿病防治专业人员的培训、医务人员的继续医学教育、患者及其家属和民众的卫生保健教育等,尤其是对患者、家属及民众的卫生保健教育。良好的健康教育能充分调动患者的主观能动性,使其积极配合治疗,掌握疾病控制知识和技巧,改变对疾病的认识和消极、错误的态度,提高患者对糖尿病综合治疗的依从性,有利于疾病控制达标,防止各种并发症的发生和发展,提高患者的生活质量。①一旦诊断糖尿病,即应接受系统的糖尿病教育,可以课堂式、小组化和个体化。内容包括饮食、运动治疗方案、血糖检测和自我管理能力的指导、糖尿病的危害和急慢性并发症的防治等。②指导患者掌握饮食、运动治疗的实施及调整的原则和方法;教会患者生活规律,戒烟酒,注意个人卫生。③指导患者掌握降糖药和(或)胰岛素的名称、剂量、给药时间和方法，熟练掌握正确的胰岛素注射方法，学会观察药物疗效和不良反应。④指导患者的心理社会适应：教会患者正确处理疾病所致的生活压力，通过适当的压力调适，帮助患者树立起与糖尿病长期作斗争及战胜疾病的信心。⑤指导患者及家属掌握糖尿病常见急性并发症的主要临床表现、观察方法及处理措施。⑥教会患者外出时随身携带个人信息识别卡，以便在发生紧急情况时得到及时有效处理。⑦指导患者掌握糖尿病足的预防和护理知识。

2.饮食治疗

饮食治疗是糖尿病治疗的基础，也是年长、肥胖型、少症状轻型患者的主要治疗措施，重型和1型糖尿病患者更应严格执行饮食计划并长期坚持。饮食治疗的目的是维持理想体重，保证未成年人正常的生长发育，同时纠正代谢紊乱，使血糖、血脂达到或接近正常水平。

3.运动疗法

运动锻炼在糖尿病的管理中起着重要作用。适当的运动有利于减轻体重，提高胰岛素敏感性，改善血糖和脂代谢紊乱，还可减轻患者的压力和紧张情绪，减少心血管并发症危险因素，减轻体重。运动治疗的原则是适量、经常性和个体化，应根据患者年龄、性别、体力、病情及有无并发症等安排适宜的活动，循序渐进，并长期坚持。

4.药物治疗

(1)口服药物治疗主要包括促胰岛素分泌剂、增加胰岛素敏感性药物和α葡萄糖苷酶抑制剂。

(2)胰岛素治疗。①适应证：1型糖尿病与新发的2型糖尿病有明显的高血糖或糖尿病伴急慢性并发症或处于应激状态；2型糖尿病患者经饮食、运动、口服降糖药物治疗血糖控制不满意或在病程中出现不明原因的体重下降者。②胰岛素制剂类型：按来源分，可分为动物胰岛素、人胰岛素和胰岛素类似物3种。按作用快慢和维持作用时间长短，可分为速效、短效、中效、长效、预混胰岛素5类。速效和短效主要控制一餐后高血糖；中效胰岛素主要控制两餐后高血糖，以第二餐为主；长效胰岛素主要提供基础水平胰岛素；预混胰岛素为速效或短效与中效胰岛素的混合制剂。临床常用的胰岛素制剂类型和作用时间见表2-7。

(3)临床多采用长效胰升糖素样多肽1类似物或降解酶抑制剂，注射给药。

表 2-7　胰岛素制剂类型及作用时间

作用时间	制剂类型	皮下注射作用时间(小时)		
		起效	高峰	持续
速效	门冬胰岛素	0.25	0.5～1	2～5
短效	胰岛素	0.5	2～4	6～8
中效	低精蛋白胰岛素	1.5	4～12	16～24
长效	精蛋白锌胰岛素	3～4	14～24	24～36
预混	优泌林 30R,诺和灵 30R、50R	0.5	2～12	16～24

5.糖尿病急性并发症的治疗

(1)糖尿病酮症酸中毒的治疗:对于早期酮症患者,仅需给予足量短效胰岛素及口服补液,严密观察病情,复查血糖、血酮,调节胰岛素用量。昏迷的患者应立即抢救。

(2)高血糖高渗状态的治疗:补液和胰岛素治疗基本同糖尿病酮症酸中毒。病情稳定后根据患者血糖、尿糖及进食情况给予皮下注射胰岛素,然后转为常规治疗。

6.糖尿病慢性并发症的治疗

(1)糖尿病足的治疗。①全身治疗:严格控制血糖、血压、血脂,改善全身营养状况和纠正水肿等。②神经性足溃疡的治疗:处理的关键是彻底清创、引流、保湿、减轻压力、促进肉芽组织生长、促进上皮生长和创面愈合。适当的治疗可以使 90%的神经性溃疡愈合。③缺血性病变的处理:对轻度缺血或没有手术指征者,可以采用内科保守治疗,静脉输入扩血管和改善血液循环的药物。如患者有严重的周围血管病变,应尽可能行血管重建术如血管置换、血管成形或血管旁路术、血管腔内介入治疗等。只有当病变广泛不能通过血管重建手术改善者,才考虑截肢。④感染的治疗:有骨髓炎和深部脓肿者,必须早期切开排脓减压,彻底引流,切除坏死组织、不良肉芽、死骨等。

(2)其他糖尿病慢性并发症的治疗:糖尿病慢性并发症的防治策略是全面控制危险因素,包括积极控制血糖、血压、血脂,给予抗血小板治疗,控制体重,鼓励患者戒烟等。要定期进行各种慢性并发症的筛查,以便早期诊断处理。

7.预后

糖尿病为终身疾病,目前尚不能根治,如代谢控制良好,可减少或延迟并发症的发生和发展,提高生活质量。并发大血管病变和微血管病变可致残、致死。

早期和积极的抢救已使糖尿病酮症酸中毒的死亡率下降到5%以下，老年和严重慢性并发症者死亡率仍较高。

（四）病情观察

注意观察患者生命体征、血糖、皮肤黏膜及尿的变化及各种急慢性并发症的情况。当血糖异常时，查找异常血糖的原因如进食种类和数量的变化、运动量的改变、合并感染、各种药物用药时间和剂量的改变等。

（五）护理前评估

1.病史评估

（1）患病经过：询问主要症状及其特点、询问有无引起各种急性并发症的诱因和急、慢性并发症的表现如有无心悸、胸闷及心前区不适感；有无肢体发凉、麻木或疼痛和间歇性跛行；有无视物模糊等。

（2）检查治疗经过。

（3）生活习惯和家族史：护士要了解患者的生活方式、饮食习惯、体重指数等，了解有无相关家族史。

2.身体评估

（1）一般资料和营养状况：评估患者生命体征、体重指数、精神和神志变化等，判断患者有无消瘦或肥胖。

（2）皮肤和黏膜：评估有无皮肤完整性损害，有无溃疡、坏疽，有无皮肤干燥、瘙痒、抓痕或其他感染灶的表现；有无不易愈合的伤口，以及颜面、下肢水肿及下肢痛觉、触觉、温觉异常等。

（3）眼部：有无视力减退、白内障、失明等。

（4）神经和肌肉系统：有无肌力及肌张力减弱、腱反射异常以及间歇性跛行等。

3.心理-社会评估

糖尿病属终身性的慢性、非传染性疾病，漫长且逐渐进展的病程、严格的饮食控制及各种急慢性并发症的出现易使患者产生焦虑、抑郁等心理反应，对治疗缺乏信心、治疗的依从性差以及个人、家庭应对能力低下等。儿童糖尿病者因惧怕疼痛等原因，对治疗的抵触情绪更加明显。护士应详细评估患者对疾病知识的了解程度，患病后有无焦虑、恐惧等心理变化，家庭成员对疾病的认识程度和态度，患儿家庭照顾情况以及患者所在社区的医疗保健服务情况等，以便针对性地护理。

(六)护理诊断与护理措施

糖尿病患者的护理需要综合措施,目的是有效控制血糖、血脂和血压,提高患者治疗依从性,延缓疾病进展,避免各种并发症,减轻患者心理负担,提高生活质量。

1.护理诊断

(1)营养失调,低于或高于机体需要量:与胰岛素分泌不足或作用缺陷有关。

(2)有感染的危险:与血糖过高、脂代谢紊乱、营养不良、微循环障碍等因素有关。

(3)潜在并发症:酮症酸中毒、高血糖高渗状态、糖尿病足等。

(4)活动无耐力:与严重代谢紊乱、蛋白质分解增加有关。

(5)自理缺陷:与视力障碍、消瘦乏力等有关。

(6)知识缺乏:缺乏糖尿病的预防和自我护理知识。

2.护理措施

(1)教会患者严格执行饮食、运动方案,执行用药医嘱,控制血糖、血脂、血压、体重在理想范围。

(2)预防上呼吸道感染:注意保暖,避免与肺炎、上呼吸道感染、肺结核等呼吸道感染者接触。

(3)泌尿道护理:勤用温水清洗外阴部并擦干,防止和减少瘙痒和湿疹发生。因自主神经功能紊乱造成的尿潴留,可采用膀胱区热敷、按摩和人工诱导排尿等方法排尿。如需导尿,应严格执行无菌技术。

(4)皮肤护理:保持皮肤的清洁,勤洗澡,勤换衣,洗澡时水温不可过高,香皂选用中性为宜,内衣以棉质、宽松、透气为好。皮肤瘙痒的患者不要搔抓皮肤。

(5)避免导致各种急慢性并发症的诱因。

(6)进行安全危险评估,采取针对性的防范措施,预防跌倒、坠床、压疮、下肢深静脉血栓等并发症。

(7)心理护理:无论成人还是儿童,对胰岛素注射都有可能产生不同的心理反应和抵触情绪。应根据患者的情况,采取放松疗法、认知训练等,帮助患者尽快调整心理状态,接纳胰岛素治疗活动。

3.口服降糖药治疗的护理

护士了解各类降糖、降压、降脂药物的作用,剂量,用法,不良反应和注意事项,指导患者正确服用。

(1)促进胰岛素分泌的磺脲类药物的护理,以格列本脲为例。协助患者于早餐前半小时服用，严密观察药物的不良反应。最主要的不良反应是低血糖，常发生在老年患者、肝肾功能不全或营养不良者，作用时间长的药物(如格列苯脲和格列苯脲)较易发生，而且持续时间长。此外，还应注意水杨酸类、磺胺类、保泰松、利血平、β受体阻滞剂等药物，合用时可增强磺脲类降糖药的作用；而噻嗪类利尿剂、呋塞米、糖皮质激素等药物可降低磺脲类药物降血糖的作用。

(2)双胍类药物的护理，以二甲双胍、格华止为例。不良反应有腹部不适、口中金属味、恶心、畏食、腹泻等，严重时发生乳酸血症。餐中和餐后服药或从小剂量开始可减轻不适症状。

(3)α葡萄糖苷酶抑制剂类药物的护理，以阿卡波糖为例。应与第一口饭嚼服，服用后常有腹部胀气、排气增多或腹泻等症状。与胰岛素促泌剂或胰岛素合用可能出现低血糖，一旦发生低血糖，进食淀粉类食物无效，应给予葡萄糖液口服或静脉注射。

(4)噻烷二酮类药物的护理，以文迪雅为例。密切观察有无水肿、体重增加等不良反应，用药后缺血性心血管疾病的风险增高，一旦出现应立即停药。

4.胰岛素治疗的护理

胰岛素的注射途径有静脉注射和皮下注射两种，注射工具有胰岛素专用注射器、胰岛素笔和胰岛素泵等。

(1)使用胰岛素的注意事项。①准确给药：熟悉各种胰岛素的名称、剂型及作用特点；准确执行医嘱，按时注射；注意注射器与胰岛素剂量的匹配。②药物混匀和吸药顺序：使用胰岛素笔注射预混的胰岛素时，注意轻轻上下、左右摇匀各10次。用专用胰岛素注射器注射长、短效或中、短效胰岛素混合制剂时，应先抽吸短效胰岛素，再抽吸长效胰岛素，然后混匀。③胰岛素的保存：未开封的胰岛素放于冰箱2～8 ℃冷藏保存，正在使用的胰岛素在常温下(不超过28 ℃)可使用28天，不放入冰箱，同时应避免过冷、过热、太阳直晒、剧烈晃动等。④注射部位的选择和更换：注射胰岛素时应严格无菌操作，防止发生感染。皮下注射胰岛素宜选择皮肤疏松部位如上臂三角肌、臀大肌、大腿前侧、腹部等。腹部吸收最快，其次分别为上臂、大腿和臀部。在大腿、臀部等部位注射胰岛素后不宜进行运动锻炼，以免胰岛素吸收过快导致低血糖反应。⑤使用胰岛素泵时应定期更换导管和注射部位，以避免感染、硬结及针头堵塞，观察泵内余药量，定期更换连接管。⑥使用胰岛素笔时要注意与笔芯匹配，每次注射前确认笔内是否有足够剂量，药液是否变质；针头一次性使用，并选用直径小、长度较短的针头。避免在体毛根部注射，用乙醇消毒后应在乙醇彻底挥发后注射。

(2)胰岛素不良反应的观察及处理。①低血糖反应:胰岛素最常见的不良反应是低血糖反应。一般常规监测血糖 2～4 次/天,如发现血糖波动过大、持续高血糖或发生低血糖反应,应及时监测血糖并通知医师。注射胰岛素前准备好食物,嘱患者按时进餐,严格控制给药剂量。②变态反应:表现为注射部间位瘙痒,继而出现荨麻疹样皮疹,全身性荨麻疹少见。自人胰岛素广泛在临床应用后,变态反应发生减少。③注射部位皮下脂肪萎缩或增生:采用多点、多部位皮下注射和及时更换针头可预防其发生。两次注射间隔距离≥1 cm。如有局部皮下脂肪萎缩或增生,则停止该部位注射,可缓慢自然恢复。局部硬结可用热敷,注意避免烫伤。④水肿:胰岛素治疗初期可因水钠潴留而发生轻度水肿,可自行缓解。⑤视力模糊:部分患者出现,多为晶状体屈光改变,常于数周内自然恢复。

(七)专科护理措施

1.酮症酸中毒预防、急救和护理

(1)患者绝对卧床休息,持续低流量吸氧,并注意保暖。加强生活护理,包括皮肤、口腔护理。烦躁患者暂禁饮食,必要时给予鼻饲,保证每天总热量的摄入,注意鼻饲时间与胰岛素注射时间的配合,神志转清后改为糖尿病饮食。鼓励患者多饮水,补充体内水分和排出酮体。

(2)严密观察和记录患者的生命体征、神志、24 小时出入量等;遵医嘱定时监测血糖、血钠和渗透压的变化。

(3)昏迷患者执行昏迷护理常规。

(4)早期酮症给予足量短效胰岛素及口服补液,严密观察病情,复查血糖、血酮,调节胰岛素用量。

(5)昏迷的患者应立即抢救,措施如下。①补液:补液是首要和关键措施。迅速建立 2 条有效的静脉通路,排除心力衰竭后,开始 2 小时内输入液体量 1 000～2 000 mL。此后根据血压、心率、尿量、末梢循环、中心静脉压等指标调整输液量和速度,第 2～6 小时输入 1 000～2 000 mL,第 1 个 24 小时输液总量为4 000～6 000 mL,严重失水者可为 6 000～8 000 mL。如治疗前已有低血压或休克,遵医嘱使用胶体溶液并进行抗休克。②小剂量胰岛素治疗:将短效胰岛素加入生理盐水中,以每小时每千克体重 0.1 U 胰岛素持续静脉滴注或静脉泵入。每 1～2 小时复查血糖,当血糖降至 13.9 mmol/L 时,可用 5%葡萄糖液加入短效胰岛素(按每 2～4 g 葡萄糖加 1 U 胰岛素计算),每 4～6 小时复查血糖,根据结果调节液体中的胰岛素比例。尿酮体转阴性后,根据患者血糖、尿糖及进食情况调节胰岛素剂量,或改为每 4～6 小时皮下注射胰岛素,病情稳定后恢复原来的治疗方案。③纠正水、电解质和酸碱平衡失调:患者出现肢体麻木、腱反射减退、全身无力、腹胀等情况提示低钾血症。及时采集血标本送检,确诊低血钾后,遵医嘱予静脉注射或口服氯化钾。补钾过程中见尿补钾,以尿量超过30 mL/h方可补钾,短时间内大量补钾时给予心电监护。轻、中度酸中毒经充分静脉补液及胰岛素治疗后可纠正,无须补碱。pH≤7.0 的严重酸中毒者应给予小剂量的等渗碳酸氢钠(1.25%～1.4%)静脉输入,不宜过多过快,以避免诱发或加重脑水肿。④防治诱因和处理并发症:休克、严重感染、心力衰竭、心律失常、肾衰竭、脑水肿、急性胃扩张等。

2.高渗性非酮症昏迷的护理

(1)患者绝对卧床休息,持续低流量吸氧,并注意保暖;加强生活护理,包括皮肤、口腔护理。严密观察和记录患者的生命体征、神志、24 小时出入量等;遵医嘱定时监测血糖、血钠和渗透压的变化。

(2)昏迷患者执行昏迷护理常规。

(3)补液和胰岛素治疗基本同糖尿病酮症酸中毒。严重失水时,24 小时补液量可为 6 000～10 000 mL。病情许可时可配合管饲或口服温开水,每 2 小时1 次,每次 200 mL。当血糖降至 16.7 mmol/L 时,即可改用 5%葡萄糖液并加入短效胰岛素控制血糖。病情稳定后根据患者血糖、尿糖及进食情况给予皮下注射胰岛素,然后转为常规治疗。

3.糖尿病足预防和护理

(1)全身治疗:严格控制血糖、血压、血脂;改善全身营养状况和纠正水肿等。

(2)评估患者有无足溃疡的危险因素:既往有足溃疡史、有神经病变的体征,如足部麻木、触觉、痛觉减退或消失等;缺血性血管病变的体征,如运动引起的腓肠肌疼痛或足发凉、足背动脉搏动减弱或消失、严重的足畸形;其他危险因素,如视力下降,膝关节、髋关节或脊柱关节炎;个人因素,如社会经济条件差,老人或独居生活、拒绝治疗和护理等。后续进一步完善患者资料收集,包括心理社会资料的收集,了解患者及主要照顾者对疾病知识的掌握情况和对疾病的反应。根据完善的评估资料,再次确认患者存在和潜在的护理/问题,采取针对性的护理措施。

(3)足部观察与检查:每天检查双足 1 次,了解足部有无感觉减退、麻木、刺痛感;观察足部皮肤有无颜色、温度改变及足背动脉搏动情况;注意检查趾甲,趾间、足底部皮肤有无胼胝、鸡眼、甲沟炎、甲癣等,是否发生红肿、发绀、水疱、溃疡、坏死等损伤。

(4)保持清洁,避免感染。指导患者勤换鞋袜,每天温水洗脚10分钟左右。

(5)预防外伤:指导患者避免赤脚走路,不穿拖鞋外出。应选择轻巧柔软、透气性好、宽松舒适的鞋子,穿鞋前应检查鞋子,清除异物和保持里衬的平整。帮助视力不好的患者修剪趾甲,趾甲修剪与脚趾平齐,并搓圆边缘尖锐部分。避免冻伤或烫伤,避免蚊虫叮咬。

(6)促进肢体血液循环:指导和协助患者采用多种方法促进肢体血液循环,如步行和腿部运动。应避免盘腿坐或跷二郎腿。

(7)说服患者戒烟,防止因吸烟导致局部血管收缩而进一步促进足溃疡的发生。

(8)用药指导:向患者介绍各种药物名称、药理作用、用药方法和注意事项,教会患者观察用药效果和药物不良反应。根据各项检查结果和血糖监测情况遵医嘱调整用药,调整用药期间密切观察患者症状、体征和血糖改善情况,观察用药效果和药物不良反应。

(9)饮食指导:调整进食种类、数量和餐次安排,明确各种营养素的摄入量,教会患者计算食物交换法,掌握常用食材各种营养素的含量。

(10)健康教育:评估患者及主要照顾者对疾病知识掌握情况和饮食、活动、用药、自我管理等知识的掌握情况,进行针对性地指导,教会患者和主要照顾者疾病相关知识和注意事项,学会长期的自我管理技巧。

(八)出院指导和随访

1.出院指导

(1)向患者发放书面的出院指导。

(2)预防各种急慢性并发症和避免各种诱因的指导。

(3)糖尿病自我检测和管理指导。

(4)指导患者学习和掌握监测血糖、血压、体质指数的方法,了解糖尿病的控制目标并尽力达标。

(5)心理指导。

2.出院后随访

(1)纳入社区慢性病管理范畴。

(2)指导和帮助患者每3～6个月复查糖化血红蛋白。每1～2个月监测血脂,如无异常改为每6～12个月监测,每1～3个月测体重,每年1～2次全面体检,以尽早发现和治疗慢性并发症。

二、痛风

痛风是慢性嘌呤代谢障碍所致的一组异质性代谢性疾病，临床特点为高尿酸血症、反复发作的痛风性关节炎、痛风石、间质性肾炎，严重者呈关节畸形及功能障碍。根据病因可分为原发性和继发性两类，其中以原发性痛风占绝大多数。由于尿酸生成过多或肾脏排泄能力下降等原因，导致血尿酸浓度升高。尿酸析出结晶，沉积在骨关节、肾脏和皮下组织等，造成组织病理学改变，导致痛风性关节炎、痛风肾和痛风石等。

本病多见于中老年男性及绝经后妇女，发病高峰为40～50岁，近年来由于生活方式等改变，青年人发病率有上升趋势。少数患者有痛风家族史。

(一)临床表现

1.无症状期

无症状期仅有血尿酸持续性或波动性增高。该时期可长达数年至数十年，有些人甚至可终身不出现症状。随着年龄增长，出现痛风的比率增加，症状出现与高尿酸血症的水平和持续时间有关。

2.急性关节炎期

急性关节炎期为痛风的首发症状，多于春秋季节发病，酗酒、过度疲劳、关节受伤、关节疲劳、手术、感染、寒冷、摄入高蛋白和高嘌呤食物等为常见的发病诱因。表现为突然发作的单个、偶尔双侧或多个关节红、肿、热、痛及功能障碍，常在午夜或清晨突然发作，疼痛剧烈，数小时内出现受累关节的红、肿、热、痛及功能障碍，可有关节腔积液，伴发热、白细胞增多等全身反应。

3.痛风石期

痛风石期是痛风的一种特征性损害，由尿酸盐沉积所致。痛风石为黄白色大小不一的隆起，小如芝麻，大如鸡蛋；初起柔软，随着纤维增多逐渐变硬如石；严重时痛风石处皮肤发亮张紧，容易经皮破溃排出白色豆渣样尿酸盐结晶，瘘管不易愈合，但很少感染。

4.肾病变期

(1)痛风性肾病：起病隐匿，早期仅有间歇性蛋白尿；随着病情发展而呈持续性，伴有夜尿增多；晚期可有肾功能不全表现，最终因肾衰竭或并发心血管疾病而死亡。

(2)尿酸性肾石病：10%～25%的痛风患者有尿酸性尿路结石，呈泥沙样，常无症状，较大者有肾绞痛、血尿。引起尿路梗阻时导致肾积水、肾盂肾炎、肾积脓等，感染加速结石增长和肾实质的损害。

(二)治疗

目前尚无根治原发性痛风的方法。治疗要点是控制高尿酸血症，迅速终止急性关节炎发作，防止复发，防止尿酸结石形成和肾功能损害。

1.一般治疗

调节饮食，适当运动，防止超重和肥胖，多饮水，增加尿酸排泄。避免使用抑制尿酸排泄的药物，如噻嗪类利尿药。避免各种诱发因素并积极治疗相关疾病等。

2.无症状性高尿酸血症的治疗

积极寻找病因和相关因素，如利尿剂的应用、体重增加、饮酒、高血压、血脂异常等。

3.急性痛风性关节炎的治疗

(1)秋水仙碱：治疗痛风急性发作型关节炎的特效药，一般服药后 6～12 小时症状减轻，24～48 小时内 90％的患者症状缓解。对制止炎症、止痛有特效，越早应用效果越好。

(2)非甾体抗炎药：常用药物有吲哚美辛、双氯芬酸、布洛芬、美洛昔康、塞来昔布、罗非昔布等，症状减轻后减量。

(3)糖皮质激素：上述两类药物无效或禁忌时用。停药后容易出现症状“反跳”，一般尽量不用。

4.发作间歇期和慢性期的治疗

(1)促进尿酸排泄药：适合肾功能良好者，已有尿酸盐结石形成或每天尿酸排出量＞3.57 μmol/L 时不宜使用。常用药物有丙磺舒、磺吡酮、苯溴马隆。用药期间要多饮水，保证每天尿量≥1 500 mL，并服碳酸氢钠每天 3～6 g 碱化尿液。

(2)抑制尿酸合成药：别嘌醇，适于尿酸生成过多或不适合使用排尿酸药者。

(3)其他：保护肾功能、关节理疗等。较大痛风石或经皮破溃者可手术剔除。

(三)健康教育与管理

1.疾病知识指导

向患者讲解疾病的有关知识，告知患者本病的发病原因和简单的发病机制，说明本病是一种终身性疾病，经积极、有效治疗后可正常生活和工作。嘱患者保持心情愉快、避免情绪紧张；生活作息有规律；肥胖者减轻体重；防止受凉、劳累、感染、外伤等。指导患者严格控制饮食，避免进食高蛋白和高嘌呤的食物，鼓励患者进食新鲜蔬菜，忌饮酒。增加饮水量，每天饮水量 2 000 mL 以上，特别是在使用排尿酸药时饮水量要更大，促进尿酸随尿液排出。

2.对主要照顾者的教育和指导

在疾病的长期治疗过程中，家属和周围人群的理解和帮助尤其重要，因此要重视对主要照顾者的健康教育和指导，帮助主要照顾者了解疾病相关知识，教会其主动积极配合对患者的饮食治疗和活动调整，协助督促患者按时服药，戒酒等。

3.保护关节指导

(1)尽量使用大肌群，如能用肩部负重者不用手提，能用手臂者不用手指。

(2)避免长时间持续进行重体力劳动。

(3)经常改变姿势，保持受累关节舒适。

(4)若有关节局部温热和肿胀，尽可能避免其活动。如某项运动后关节疼痛时间超过 1 小时，应暂停此项运动。

4.病情监测指导

平时用手触摸耳轮及手足关节处，检查是否产生痛风石。定期复查血尿酸，门诊随访。

(四)预后

痛风是一种终身性疾病，轻症患者经有效治疗可正常生活和工作。病情反复发作可导致关节僵硬、畸形、肾结石和肾衰竭，导致不可逆的器官损伤，则会影响患者生活质量。

(五)护理前评估

1.病史评估

(1)患病经过：了解患者的生活方式、饮食习惯、体重指数等可能与发病有关的项目及血压、血脂等指标。了解有无痛风家族史，询问主要症状及其特点。

(2)检查治疗经过：了解患者患病后的检查和治疗经过、目前用药情况和病情控制情况等。

2.身体评估

(1)一般情况：评估患者皮肤黏膜情况，观察有无肥胖或消瘦，了解生命体征情况，观察患者有无发热等。

(2)检查患者有无单关节或多关节红肿、畸形等。

(3)有无痛风石的体征,了解其部位及症状。

3.心理-社会评估

痛风属终身性疾病,病程漫长,疾病发展过程中出现痛风性关节炎急性发作,影响到正常的生活和工作,易使患者产生焦虑、抑郁等心理反应,影响到治疗的依从性。护士应详细评估患者对疾病知识的了解程度,患病后有无焦虑、恐惧等心理变化,家庭成员对本病的认识程度和态度,所在社区的医疗保健服务情况等,以便针对性地护理。

(六)一般护理措施

1.用药护理

(1)秋水仙碱最常用给药途径为口服给药,常见的不良反应是胃肠道反应。若患者一开始口服即出现恶心、呕吐、水样腹泻等严重胃肠道反应,可采取静脉用药,用药时切忌外渗,以免造成组织坏死。静脉用药可产生严重的不良反应,如肝损害、骨髓抑制、弥散性血管内凝血、脱发、肾衰竭、癫痫样发作甚至死亡,应用时需慎重,一旦出现不良反应,应及时停药。有骨髓抑制、肝肾功能不全、白细胞减少者禁用秋水仙碱,孕妇及哺乳期间忌用。

(2)使用丙磺舒、磺吡酮、苯溴马隆等促进尿酸排泄的药物时,可有皮疹、发热、胃肠道反应等不良反应。使用期间,嘱患者多饮水、口服碳酸氢钠等碱性药。

(3)应用非甾体抗炎药时,注意观察有无活动性消化性溃疡或消化道出血发生。

(4)别嘌醇可有皮疹、发热、胃肠道反应、肝损害、骨髓抑制等不良反应;肾功能不全者,宜减半量应用。

(5)使用糖皮质激素者,应观察其疗效,密切注意有无症状的“反跳”现象,若同时服用秋水仙碱,可防止症状“反跳”。

2.活动指导

(1)急性关节炎期应绝对卧床休息,抬高患肢,避免受累关节负重。也可在病床上安放支架支托盖被,减少患部受压。待关节痛缓解 72 小时后,方可恢复活动。

(2)发作间歇期和慢性期可轻、中度体力活动,以不引起关节疼痛、肿胀和疲劳为度。注意关节保护。

3.饮食指导

(1)饮食宜清淡、易消化,忌辛辣刺激性食物。

(2)一般热量不宜过高,应限制在 5 020～6 280 kJ/d。

(3)蛋白质控制在 1 g/(kg·d)。

(4)避免进食高嘌呤食物,如动物内脏、鱼虾类、菠菜、蘑菇、黄豆、扁豆、豌豆、浓茶等。

(5)严禁饮酒。

(6)指导患者进食碱性食物如牛奶、鸡蛋、马铃薯、各类蔬菜、柑橘类水果,使尿液的 pH≥7.0。

(7)指导患者每天饮水 2 000 mL 以上。

4.疼痛护理

(1)观察疼痛的部位、性质、间隔时间、有无午夜因剧痛而惊醒;观察受累关节有无红肿热痛和功能障碍;询问患者有无过度疲劳、寒冷、潮湿、紧张、饮酒、饱餐、脚扭伤等因素诱发急性关节炎发作;手、腕或肘关节受累时,为减轻疼痛,可用夹板固定制动,也可在受累关节给予冰敷或 25%硫酸镁湿敷,消除关节的肿胀和疼痛。

(2)严重痛风石可导致局部皮肤溃疡,故要注意维持患部清洁,避免发生感染。

5.心理护理

患者由于疼痛影响进食和睡眠,疾病反复发作导致关节畸形和肾功能损害,思想负担重,常表现出情绪低落、忧虑、孤独。护士应向其讲解痛风的有关知识、饮食与疾病的关系,并给予精神上的安慰和鼓励。

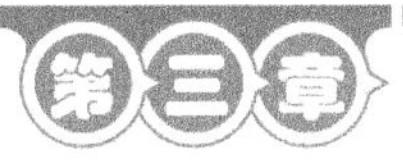

外科临床护理

第一节　颅脑外科临床护理

一、脑室引流护理

(一)目的

(1)保持脑室外引流通畅。

(2)观察引流液的颜色、性质及量,以了解病情变化。

(3)防止逆行感染。

(二)用物准备

无菌治疗巾、棉签、安尔碘、无菌手套、血管钳、脑室外引流袋、快速手消毒液1瓶及管道标签。

(三)操作流程

1.操作前准备

(1)素质要求:着装整洁、态度和蔼、仪表大方、语言柔和、举止端庄。

(2)护士准备:洗手,戴口罩。

(3)评估患者病情、意识、瞳孔、生命体征、四肢肌力、心理状况及合作程度,脑室引流液的颜色、量、性质,有无凝血块、混浊、沉淀或絮状物。

(4)环境准备:安静,清洁,舒适,光线充足,注意保护患者的隐私。

(5)用物准备:备齐用物,合理放置。

(6)解释告知:讲解脑室引流的目的、操作步骤、不适感觉及配合技巧。

2.操作过程

(1)安置体位:核对床号、姓名、腕带信息与住院号。协助患者取平卧位,头卧向健侧。

(2)更换引流袋:快速手消毒;夹闭引流管;松开需换下的引流袋固定装置;铺治疗巾,放置用物,戴手套;分离脑室引流管和引流袋;用安尔碘棉签消毒引流管与引流袋衔接处两遍,长度≥3 cm;上新引流袋,打开引流管;粘贴管道标志。

(3)固定妥善:固定引流袋,防止引流管滑脱,引流袋开口(最高点)高于侧脑室平面(外耳道水平)10～15 cm。

(4)观察记录:引流管是否通畅;脑脊液的颜色、性质、引流速度;患者的意识、瞳孔、生命体征及四肢肌力等,是否出现头痛和呕吐等症状;记录更换引流袋时间、引流液的颜色、性质及量。

3.操作后处理

(1)安置患者:协助患者取舒适体位,交代注意事项。

(2)整理床单位:整齐清洁。

(3)物品处理:分类放置。

(4)护理人员洗手、脱口罩、记录。

4.操作后评价

(1)患者或家属知晓操作目的、注意事项,配合操作。

(2)操作熟练、规范、安全。

(3)评估结果准确无误。

(4)患者感觉舒适,无明显不适。

(四)注意事项

(1)若引流管内不断有脑脊液流出或管内的液面随患者呼吸、脉搏等上下波动,表明引流管通畅;若引流管内无脑脊液流出,应查明原因。

(2)外出检查时应夹闭引流管,夹闭过程中观察患者情况,若患者出现头痛、恶心、呕吐等,表明患者不能耐受夹管,应打开引流管,并保持引流袋低于引流管开口处,以防止逆行感染。

(3)每天引流量以不超过 500 mL 为宜,引流速度 2～4 滴/分,6～12 mL/h,颅内感染患者因脑脊液分泌过多,引流量可适当增加。

(4)脑室引流管一般放置 3～4 天,尽早拔管。

(5)拔管时夹闭引流管,以免管内液体逆流进入脑室内引起感染。

(五)健康教育

(1)妥善固定脑室引流管,保持通畅,避免压迫、折叠、扭曲、牵拉。

(2)引流袋开口(最高点)高于侧脑室平面 10～15 cm,不可随意移动。

(3)保持头部伤口敷料干燥,不可用手抓。

(4)必要时约束患者,防止非计划性拔管。

二、腰大池引流护理

(一)目的

(1)保持腰大池引流通畅。

(2)观察引流液的颜色、性质、量,以了解病情变化。

(二)用物准备

无菌治疗巾、棉签、安尔碘、无菌手套、血管钳、3M透明贴、脑室外引流袋及快速手消毒液。

(三)操作流程

1.操作前准备

(1)素质要求、护士准备同脑室引流护理。

(2)评估患者:病情、意识、瞳孔、生命体征、四肢肌力、心理状况及合作程度,腰大池引流液的颜色、量、性质,有无凝血块、混浊、沉淀或絮状物。

(3)环境准备、用物准备同脑室引流护理。

(4)解释告知:讲解腰大池引流的目的、操作步骤,不适感觉及配合技巧。

2.操作过程

(1)安置体位:核对信息;协助患者取侧卧位;必要时更换3M透明贴,记录引流管长度。

(2)置管部位护理:手消毒,检查置管部位皮肤和敷料情况。

(3)更换引流袋:手消毒;夹闭引流管;松开需换下的引流袋固定装置;铺治疗巾,放置用物,戴手套;分离腰大池引流管和引流袋;用安尔碘棉签消毒引,流管与引流袋衔接处两遍,长度≥3 cm;接上新引流袋,打开引流管;粘贴管道标志。

(4)固定引流袋:将引流管沿脊柱方向从颈部引出后接引流袋;引流速度控制在2～5滴/分,10～15 mL/h,根据引流速度调整引流袋高度;使用胸带固定胸部。

(5)观察记录:引流管是否通畅;脑脊液的颜色、性质、引流速度;患者的意识、瞳孔、生命体征及四肢肌力等,是否出现头痛和呕吐等症状;记录更换引流袋的时间、引流液的颜色、性质及量。

3.操作后处理

(1)安置患者:协助患者取平卧位或侧卧位,交代注意事项。

(2)整理床单位:整齐清洁。

(3)物品处理:分类放置,引流液倒入便池,换下的引流袋按医院消毒隔离规范处理。

(4)护理人员洗手,脱口罩、记录。

4.操作后评价

(1)患者或家属知晓操作目的、注意事项,配合操作。

(2)操作熟练、规范、安全、无菌观念强。

(3)腰大池引流护理过程顺利,符合要求。

(4)患者感觉舒适,无明显不适。

(四)注意事项

(1)引流速度过快或引流量过多会引起低颅压综合征,应控制引流速度在2～5 滴/分,10～15 mL/h。

(2)若患者出现发热(体温>38 ℃)、头痛、颈项强直、脑膜刺激症状及意识障碍加重等情况时,应警惕颅内感染的发生。

(3)保持引流管的通畅,避免堵管。

(4)开颅术后 1～2 天或蛛网膜下腔出血的患者脑脊液可略呈血性,之后转为橙黄色。若脑脊液中有大量血液、颜色逐渐加深,常提示脑室内出血;若脑脊液混浊呈毛玻璃状或有絮状物,提示有颅内感染。

(5)拔管前夹管 24～48 小时,密切观察患者意识、瞳孔、生命体征及肢体活动情况,若无异常即可拔管。

(五)健康教育

(1)患者或家属不可随意调整引流袋的位置,更换体位时需由护士重新调节引流袋的高度。

(2)必要时约束患者,防止非计划性拔管。

(3)若出现头痛、头晕、恶心、呕吐及发热等表现时,应及时通知护士。

第二节 胸外科临床护理

一、超声雾化吸入法

(一)目的

1.湿化气道

常用于呼吸道湿化不足、痰液黏稠、气道不畅者,也常用于气管切开术后患者。

2.控制呼吸道感染

消除炎症,减轻呼吸道黏膜水肿,稀释痰液,常用于咽喉炎、支气管扩张症、肺炎、肺脓肿、肺结核等患者。

3.改善通气功能

解除支气管痉挛,保持呼吸道通畅,常用于支气管哮喘等患者。

4.预防呼吸道感染

常用于胸部手术前后的患者。

(二)用物准备

超声雾化吸入器(一套)、治疗盘、螺纹管、口含嘴、吸管、治疗碗(漱口液)、纱布或纸巾(两块)、弯盘(两个)、治疗巾(两块)、洗手液、灭菌注射用水、药物及稀释用药液(按医嘱备)、医嘱核对卡。

(三)操作流程

1.操作前准备

(1)素质要求:衣着整洁、语言流畅、态度和蔼。

(2)护士准备:修剪指甲,七步洗手法洗手,戴口罩。

(3)患者评估:患者年龄、意识、病情、治疗情况、用药史、呼吸形态、有无呼吸困难、心理状态、自理能力、合作程度。

(4)环境准备:病室整洁、安静、光线充足。

(5)用物准备:备齐用物,根据医嘱配好药液,合理放置。

(6)解释告知:讲解雾化吸入的目的、配合方法、注意事项。

2.操作过程

(1)安置体位:核对信息;协助患者取舒适坐位或卧位;颌下铺治疗巾,置弯盘于方便取用处。

(2)清洁口腔:协助患者漱口;漱口后用纱布或纸巾擦干口角处水渍。

(3)准备装置:检查超声雾化器是否在可使用状态;水槽内加灭菌注射用水至指定值;将准备好的药液倒入雾化罐内,检查无漏水后把雾化罐放入槽内,盖紧水槽盖。

(4)雾化吸入:接通电源,打开电源开关,预热3～5分钟;调整定时开关至所需时间(一般每次15～20分钟);打开雾化开关,按需要调节雾量,药液呈雾状喷出;让患者口含吸嘴并闭唇,或将面罩扣于患者口鼻上。指导患者用鼻呼气,口含吸嘴吸气,进行深呼吸,直至药液雾化吸入完毕。

(5)停止雾化:取出雾化器吸嘴或脱下面罩;关雾化开关,再关电源开关;协助患者叩背排痰,协助患者再次漱口,擦拭口角处水渍。

(6)观察记录:观察患者痰液排出情况;记录雾化吸入药物名称、剂量、雾化吸入时间、患者的反应及治疗效果。

3.操作后处理

(1)安置患者:协助患者取舒适体位,交代注意事项。

(2)整理床单位:整齐清洁。

(3)物品处理:分类放置。

(4)护理人员洗手,脱口罩,记录。

4.操作后评价

(1)患者及家属了解雾化吸入技术的相关知识及注意事项。

(2)操作过程中评估,沟通,体现对患者个性化的护理及人文关怀。

(四)注意事项

(1)水槽和雾化罐内切忌温水或热水。

(2)水槽内保持足够的水量,若水量不足,应关机并更换或加入灭菌注射用水后再使用。

(3)在操作过程中,动作要轻,防止损坏透声膜及换能器。

(4)无足够冷水及水槽中无液体的情况下不能开机。

(五)健康教育

(1)指导患者正确的雾化吸入方法,即用口吸气、鼻呼气。

(2)告知患者如有不适情况,及时通知医护人员。

(3)告知患者雾化过程中注意用电安全。

(4)观察患者排痰情况,指导患者进行有效咳嗽咳痰,必要时予以叩背、吸痰等方法协助排痰。

二、氧气雾化吸入法(射流式雾化吸入法)

(一)目的

同超声雾化吸入法。

(二)用物准备

一次性氧气雾化器、氧气装置、治疗巾、吸管、治疗碗(漱口液)、纱布或纸巾(两块)、弯盘、洗手液、药物及稀释用药液(按医嘱备)、医嘱核对卡。

(三)操作流程

1.操作前准备

(1)素质要求、护士准备同超声雾化吸入法。

(2)患者评估:患者年龄、意识、病情、治疗情况、用药史、呼吸形态、有无呼吸困难、心理状态、自理能力、合作程度。

(3)环境准备、用物准备同超声雾化吸入法。

(4)解释告知:讲解氧气雾化吸入的目的、配合方法、注意事项。

2.操作过程

(1)安置体位:核对信息;协助患者取舒适坐位或卧位;颌下铺治疗巾,置弯盘于方便取用处。

(2)清洁口腔:协助患者漱口;漱口后用纱布或纸巾擦干口角处水渍。

(3)准备装置:安装雾化器并确保各部件连接紧密;将准备好的药液注入雾化器贮存药瓶内,充分摇匀药液,并保持贮药瓶垂直位;将吸嘴或面罩与雾化器连接;将输气管(即氧气输出橡胶管)一端连接雾化器的接气口,另一端连接进气装置。

(4)雾化吸入:调节氧流量为 6～8 L/min,观察出雾情况;有药雾形成后,让患者口含吸嘴并闭唇,或将面罩扣紧于患者口鼻上;让患者手持雾化器,指导患者进行深呼吸,直至所有药液雾化吸入完毕。

(5)停止雾化:取出雾化器吸嘴或脱下面罩;分离雾化器与氧气装置连接口,再关氧气流量开关;协助患者叩背排痰,协助患者再次漱口,擦拭口角处水渍。

(6)观察记录:观察患者痰液排出情况;记录雾化吸入药物名称、剂量、雾化吸入时间、患者的反应及治疗效果。

3.操作后处理

同超声雾化吸入法。

4.操作后评价

同超声雾化吸入法。

(四)健康教育

同超声雾化吸入法。

(五)注意事项

(1)注意用氧安全,室内应避免火源。

(2)氧气雾化瓶内勿盛水,以免液体进入雾化器内使药液稀释影响疗效。

(3)观察患者排痰情况,指导患者进行有效咳嗽咳痰,必要时予以叩背、吸痰等方法协助排痰。

第三节 胃肠外科临床护理

一、鼻-肠管置入术

(一)目的

将鼻-肠管经鼻插入胃内,随肠道蠕动,导管自行通过幽门进入十二指肠或空肠,为需要直接通过十二指肠或空肠进行肠内营养的患者提供通路。主要适用于肠道功能基本正常而胃功能受损或误吸风险高的患者。

(二)用物准备

无菌包(治疗巾、弯盘、止血钳、镊子)、盛有无菌持物钳的容器、鼻-肠管(管壁带有X线标记线)、一次性手套、20 mL注射器、无菌纱布和棉签、治疗碗、生理盐水、液状石蜡、胶布、安全别针、手电筒、听诊器、消毒擦手液,必要时备开口器和压舌板。

(三)操作流程

1.操作前准备

(1)素质要求:着装整洁、态度认真、语言柔和。

(2)护士准备:戴口罩、帽子,洗手。

(3)患者评估:病情、意识、心理状况、合作程度、有无插管经历及鼻腔情况。

(4)环境准备:安静,清洁,舒适,光线充足,注意保护患者的隐私。

(5)用物准备:备齐用物,合理放置,用无菌持物钳将无菌纱布、20 mL 注射器、鼻-肠管夹入无菌包内。

(6)解释告知:讲解鼻-肠管置入的目的、操作步骤、不适感觉及配合技巧。

2.操作过程

(1)安置体位:核对患者床号、姓名、腕带信息与住院号;协助患者取平卧位或半卧位。

(2)检查并清洁鼻腔:将温开水倒入治疗碗内;观察鼻腔是否通畅,尊重患者意愿,选择置管鼻腔,用棉签蘸温水清洁鼻腔。

(3)测量置入长度并润滑管道前端:颌下铺治疗巾,将盛有鼻-肠管的弯盘置于颌旁治疗巾上;确定剑突位置,测量留置鼻-肠管的长度;戴一次性手套,用生理盐水、液体石蜡纱布润滑鼻-肠管前端。

(4)插入鼻-肠管:缓慢插入鼻-肠管,至 15 cm 时,嘱患者做吞咽动作,随吞咽动作将鼻-肠管送至预定长度;昏迷患者托起头部,使其下颌靠近胸骨柄,缓慢插入鼻-肠管至预定长度;插入过程中严密观察,若出现恶心、呕吐,减慢插管速度或暂停插管,嘱患者深呼吸;若出现呛咳、呼吸困难、发绀,立即拔出鼻-肠管,休息片刻,重新插入。

(5)判断鼻-肠管是否盘在口中:用止血钳夹闭鼻-肠管末端,嘱患者张口,检查鼻-肠管是否盘在口中。

(6)判断鼻-肠管是否在胃内。①抽:用注射器连接鼻-肠管末端,松开止血钳,能抽出胃液说明鼻-肠管在胃内。②看:将鼻-肠管末端置入温水中,若有气泡逸出,立即拔出。③听:将听诊器听筒置于剑突下,连接注射器与鼻-肠管末端,快速推注 10 mL 空气,能听到气过水声,说明鼻-肠管在胃内。

(7)撤导丝:缓慢撤出导丝,夹闭鼻-肠管。

(8)固定管路:在鼻-肠管鼻腔外 30 cm 处,用胶布固定在耳垂下方,使管道保持自然弯曲、松弛状态;用纱布包裹鼻-肠管尾端,胶布缠绕,用安全别针将鼻-肠管固定于患者枕旁。

(9)标识管路:在鼻-肠管末端标识“鼻-肠管”和留置日期。

(10)观察并确定鼻-肠管最终留置位置:遵医嘱每 2～4 小时观察鼻-肠管置入深度;置管 24 小时后遵医嘱行 X 线检查确定鼻-肠管位置;确认留置位置正确

后在鼻翼两侧和面颊处固定鼻-肠管。

3.操作后处理

(1)安置患者:协助患者取舒适体位,告知患者在胃肠道蠕动下,鼻-肠管会自行通过幽门进入空肠,如有任何不适,随时通知医务人员。

(2)整理床单位:整齐清洁。

(3)物品处理:各种物品按医院消毒隔离规范处理。

(4)护理人员:洗手,记录冲洗情况。

4.操作后评价

(1)患者和(或)家属了解留置鼻-肠管的目的、注意事项、配合操作。

(2)操作熟练、规范、安全,执行无菌操作,留置鼻-肠管过程顺利,最终达到预定位置。

(3)患者感觉舒适,无明显不适。

(四)注意事项

(1)留置鼻-肠管的长度为发际-剑突或鼻尖-耳垂-剑突,再加 10～15 cm。

(2)插管过程中若出现恶心、呕吐,应减慢插管速度或暂停插管;若出现呛咳、呼吸困难、发绀,应立即拔出导管。

(3)将鼻-肠管插入胃内,于鼻腔外 30 cm 处用胶布将其固定在耳垂下方,使管道保持自然弯曲、松弛状态;确认导管最终留置位置正确后,在鼻翼两侧和面颊处固定鼻-肠管。

(4)胃动力正常情况下,导管会在 8～12 小时内通过幽门。鼻-肠管壁带有 X 线标记线,置管 24 小时后行 X 线检查可确定鼻-肠管位置。

(5)胃肠道动力较差的患者,可遵医嘱应用红霉素或甲氧氯普胺促进胃肠蠕动,有助于导管尽早进入肠道。

(6)也可采用内镜辅助插管。

(五)健康教育

(1)插管过程中如有恶心、呼吸困难等不适,应及时告知护士。

(2)妥善固定留置鼻-肠管,告知患者避免牵拉鼻-肠管,防止鼻-肠管脱出。

(3)告知患者鼻-肠管会随肠道蠕动自行通过幽门进入十二指肠和空肠,以及最后定位的方法和时间。

二、持续腹腔冲洗引流术

(一)目的

(1)有效引流腹腔内坏死组织、渗液、积血及脓液。

(2)减少腹腔内细菌数,排除毒性物质,降低腹腔感染率。

(3)为再次手术创造良好的腹腔条件。

(二)用物准备

无菌生理盐水、输液器、无菌接头、引流袋、棉签、含碘皮肤消毒剂、弯盘、血管钳、治疗巾、无菌纱布、无菌手套、输液架、负压吸引器、腹腔冲洗标识牌、巡视卡、快速手消毒液,必要时备屏风。

(三)操作流程

1.操作前准备

(1)素质要求:着装整洁、态度端正、语言轻柔。

(2)护士准备:衣帽整齐、洗手、戴口罩。

(3)患者评估:患者年龄、病情、意识、心理状态及配合程度,引流液的颜色、性质及量,引流管是否通畅。

(4)环境准备:安静、清洁、舒适,光线充足。

(5)用物准备:用物齐全,摆放合理。

(6)解释告知:讲解持续腹腔冲洗引流目的、操作步骤,不适感觉及配合技巧。

2.操作过程

(1)安置体位:核对床号、姓名、腕带信息;协助患者取舒适体位。

(2)排气:检查冲洗液有无沉淀、絮状物;将冲洗液挂于输液架,排气,液面距离床面 30～60 cm;冲洗液瓶身粘贴腹腔冲洗标识牌。

(3)消毒:戴手套,暴露引流管,铺治疗巾,血管钳夹闭引流管远端;消毒引流管口,放于无菌纱布上。

(4)连接:单腔腹腔引流管的输液器接头连接引流管;双腔腹腔引流管的输液器接头连接内套管。

(5)冲洗:打开血管钳,冲洗;调节滴速,80～100 滴/分,观察患者反应,如有不适,减慢滴速,患者出现疼痛、腹胀,暂停冲洗。单腔腹腔引流管:冲洗完毕,分离输液器与引流管,连接引流袋,充分排出冲洗液,再次连接输液器,重复以上过程。双腔腹腔引流管:负压吸引与外套管连接,边冲洗边持续低负压吸引,负压维持在 0.01～0.02 MPa。

(6)停止冲洗。单腔腹腔引流管:关闭并分离输液器,连接引流袋。双腔腹腔引流管:关闭并分离输液器,无菌纱布包裹内套管管口;停止负压吸引,外套管连接引流袋。

(7)观察与记录:冲洗过程观察引流液的颜色、性质及患者反应;准确记录出入量。协助患者取舒适体位,交代注意事项。

3.操作后处理

(1)安置患者:协助患者取舒适体位,交代注意事项。

(2)整理床单位:整齐清洁。

(3)物品处理:引流液及用物均按医院消毒隔离规范处理。

(4)护理人员:脱手套,洗手,记录冲洗情况。

4.操作后评价

(1)患者及家属了解冲洗的目的、注意事项,配合操作。

(2)操作熟练、规范,严格执行无菌操作。

(3)腹腔持续冲洗顺利,达到治疗效果。

(4)患者无明显不适。

(四)健康教育

(1)告知患者冲洗注意事项。

(2)告知患者勤变换体位,以达到充分冲洗的目的。

第四节　泌尿外科临床护理

一、持续膀胱冲洗术

(一)目的

(1)使尿液引流通畅,膀胱减压。

(2)清除膀胱内的凝血块、黏液、细菌等,防止尿路阻塞和感染。

(3)预防前列腺及膀胱手术后凝血块形成。

(二)用物准备

冲洗液生理盐水(必要时温控)、膀胱冲洗器、储液瓶、棉签、安尔碘消毒液、弯盘、别针、止血钳、输液架、治疗巾、膀胱冲洗标志牌、膀胱冲洗巡视卡、消毒擦手液、手套、尿袋(停冲洗时用),必要时备屏风。

(三)操作流程

1.操作前准备

(1)素质要求:着装整洁、态度认真、语言柔和。

(2)护士准备:洗手、戴口罩、戴手套。

(3)评估患者:患者年龄、病情、意识、心理状况及合作程度,尿液的颜色、量、性质、气味,有无凝血块、混浊、沉淀或絮状物。

(4)环境准备:安静、清洁、舒适,光线充足;注意保护患者的隐私及保暖。

(5)用物准备:备齐用物,合理放置。

(6)解释告知:讲解持续膀胱冲洗的目的、操作步骤、不适感觉及配合技巧。

2.操作过程

(1)安置体位:核对信息;协助患者取平卧位;注意为患者保暖,并保护患者隐私。

(2)排气:将冲洗液挂于输液架上,要求液面距离床面约 60 cm;与静脉输液或肠内营养液分别挂在不同的输液架上;冲洗液与膀胱冲洗器连接,膀胱冲洗器排气后悬挂于输液架上;避免冲洗器漏液、避免污染膀胱冲洗器。在膀胱冲洗器上贴好膀胱冲洗的标志,悬挂膀胱冲洗巡视卡。

(3)消毒:暴露三腔导尿管,置治疗巾及弯盘于导尿管下方;戴手套,用止血钳钳夹导尿管入水口,分离尿袋;由内到外依次消毒三腔导尿管入水管管口及管口外周。

(4)连接:冲洗器与三腔导尿管入水口连接;三腔导尿管出水口连接尿袋,尿袋下方的出口开放,并放置储液瓶;取走弯盘、治疗巾,脱手套;快速手消毒。

(5)冲洗:松开血管钳、膀胱冲洗器的止水夹,进行冲洗;调节滴速,一般为 60～100 滴/分,根据流出液性质进行滴速调节;定时倾倒储液瓶内液体。

(6)固定:用安全别针将引流管固定于床单上。

(7)观察记录。冲洗过程观察:引流液颜色、性质、有无血块;患者有无膀胱刺激征,尿道口有无渗液。必要时记录引流液入量及出量。及时更换冲洗液,保持冲洗的连续性,并记录冲洗液的数量。冲洗液温度,视气温、出血情况不同选择加温或冰盐水，每天更换膀胱冲洗器。

(8)停止冲洗：关闭冲洗管，钳夹导尿管入水口；分离冲洗器与三腔导尿管入水口；消毒三腔导尿管管口，与引流尿袋连接、固定；关闭尿袋出口的开关，取走储液瓶；把膀胱冲洗巡视卡取回。

3.操作后处理

(1)安置患者：协助患者取舒适体位，交代注意事项。

(2)整理床单位：整齐清洁。

(3)物品处理：引流液倒入便池；引流袋按医院消毒隔离规范处理。

(4)护理人员：洗手，脱口罩，记录冲洗情况。

4.操作后评价

(1)患者或家属了解膀胱冲洗的目的、注意事项，配合操作。

(2)操作熟练、规范、安全，严格执行无菌操作，膀胱冲洗过程顺利，达到治疗要求。

(3)患者感觉舒适，无明显不适。

(四)注意事项

(1)夹闭尿管者，膀胱冲洗前先开放尿管排空膀胱。

(2)如引流管堵塞，应及时向离心方向挤压引流管，或者用冲洗器高压冲洗抽吸使之通畅，必要时更换尿管。

(3)如需在冲洗液中加入药物，须在膀胱内保留 15 分钟后再引流出体外，或根据需要延长保留时间。

(4)冲洗过程需密切观察患者面色、神志，有无不适，如患者感到剧痛或不适，应暂停冲洗，报告医师处理，并做好记录。

(5)观察记录冲洗液名称、冲洗量、引流量、引流液颜色、性质，冲洗过程患者的反应，异常情况应记录并报告医师。尿量＝排出量－冲洗量。

(五)健康教育

(1)冲洗过程中如有疼痛和不适、冲洗、引流不畅时，应及时告知护士。

(2)尿袋放置低于耻骨联合，防止逆行感染。

(3)病情允许，多饮水，每天 2 500～3 000 mL。

二、膀胱灌注术

(一)目的

(1)治疗膀胱肿瘤、间质性膀胱炎。

(2)预防膀胱肿瘤复发。

(3)防止膀胱肿瘤向深层浸润肌层或发生局部淋巴结转移。

(二)用物准备

灌注药物、配药用物、导尿用物、消毒液、棉签、10 mL 注射器、10 mL 无菌注射用水、屏风、引流袋(必要时)、无菌手套。

(三)操作流程

1.操作前准备

(1)素质要求:着装整洁、态度认真、语言柔和。

(2)护士准备:洗手,戴口罩、戴手套。

(3)评估患者:患者年龄、病情、有无血尿、泌尿系统感染、有无留置尿管、2 小时内饮水量、意识、灌注原因、心理状况及合作程度。

(4)用物准备:备齐用物,有效期内,合理放置。

(5)解释告知:讲解膀胱灌注的目的、操作步骤,不适感觉及配合技巧。能自理者嘱排尽小便,清洁外阴,灌注前 2 小时到灌注结束期间禁水。

2.操作过程

(1)核对:核对床号、姓名、腕带信息/住院号。双人核对药物:药名、浓度、剂量、质量。

(2)配药:按操作流程配药,注意三查七对和无菌原则;使用生物安全柜配药,做好职业安全防护。

(3)安置体位取平卧位,注意保暖及保护隐私。

(4)导尿:①留置尿管的患者,放空膀胱内尿液;②无尿管患者,按导尿操作留置尿管,排空残余尿;③避免女性患者的尿管误插入阴道,导尿前不需要排尿。

(5)注药:床边双人核对戴手套;将配好药液从尿管注入膀胱,注意防止药物渗漏;用 10 mL 无菌注射用水冲洗尿管,使管腔内的药物进入膀胱,避免浪费药物,影响治疗效果。

(6)保留药液:自主体位,根据医嘱规定,将药液保留在膀胱内一定时间。

(7)尿管处理:不需要留置尿管者,注药后即刻拔尿管;需要留置尿管者,将尿管接引流袋,夹闭尿管并固定好;擦干净外阴部,撤走污物;脱手套。

(8)观察记录:注药之后,观察有无不适;记录灌注时间。

(9)排空膀胱:灌注后,已拔除尿管患者到指定的厕所自行排尿;留置尿管的患者解除夹闭,引流出膀胱内的液体直接倒入指定的厕所后,并冲洗厕所 2 次。

告知患者尿液外溢至地面时，应及时冲洗。

3.操作后处理

(1)安置患者：协助取舒适体位，询问患者有无不适，交代注意事项，告知下次灌注的时间。

(2)整理床单位：整齐清洁。

(3)物品处理：物品复原，垃圾或医疗废物分类处理。

(4)护理人员：洗手、脱口罩、记录灌注情况。

4.操作后评价

(1)患者或家属了解膀胱冲洗的目的、注意事项，配合操作，知道下次灌注的时间。患者排尿后多饮水，灌注当天饮水量≥3 000 mL。

(2)操作熟练、规范、安全，严格执行无菌操作。

(3)膀胱灌注过程顺利，未发生灌注药物渗漏，达到治疗要求。

(4)患者感觉舒适，无明显不适。

(四)注意事项

(1)灌注前了解患者有无泌尿系统感染、出血症状。

(2)女性患者避免尿管误入阴道。

(3)避免药物外溢到会阴部。

(4)保证药物的灌注时间，避免时间不足或者过长。

(5)对于化疗药物注意职业安全防护。

(五)健康教育

(1)嘱患者在灌注前 2 小时及灌注期间内禁止饮水，以防药液被尿液稀释，保证药液的浓度，从而达到治疗目的。

(2)排尿后嘱患者多饮水，饮水量≥3 000 mL，目的是保护膀胱黏膜，以防造成化学性膀胱炎。

(3)关注患者主诉，观察患者有无血尿、尿频、尿急、尿痛等症状。

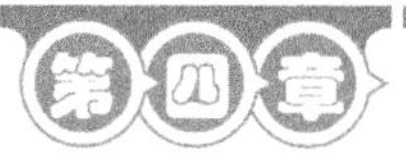

产科临床护理

第一节　妊娠期护理

一、妊娠期管理

妊娠期管理包括定期产前检查、健康指导、明确孕妇和胎儿的健康状况、及时发现和处理异常情况、监护胎儿宫内情况、指导孕期营养和用药，保证孕妇和胎儿的健康直至安全分娩。

（一）护理前评估

1.健康史评估

（1）社会人口学资料：年龄<18 岁者容易发生难产，年龄≥35 岁的高龄初产妇容易并发妊娠期高血压疾病、产力异常等；妊娠早期接触放射线、铅、汞、苯及有机磷农药者可发生流产、胎儿畸形；孕妇的受教育程度、婚姻状况、经济状况、宗教信仰、住址等均应进行评估。

（2）目前健康状况：询问孕妇有无早孕反应，以及对饮食的影响程度；休息与睡眠情况、排泄情况、日常活动与自理情况；有无病毒感染史及用药情况；胎动开始时间；妊娠过程中有无阴道流血、头痛、心悸、下肢水肿等症状。

（3）既往史：了解有无高血压、心脏病、糖尿病、甲状腺功能亢进、肝肾疾病、血液病等疾病史，有无手术史及手术名称；询问家族中有无高血压、糖尿病、遗传性疾病史；询问月经初潮的年龄、月经周期和月经持续时间，有助于准确推算预产期；了解既往的孕产史及其分娩方式，有无流产、早产、难产、死胎、死产、产后出血史。

（4）配偶健康状况：重点了解有无烟酒嗜好及遗传性疾病。

2.推算预产期

询问末次月经的日期，推算预产期。计算方法：末次月经第一天起，月份−3

或+9,日期+7。如为阴历,月份-3或+9,日期+15。实际分娩日期与推算的预产期可以相差1~2周。如孕妇记不清末次月经,可根据早孕反应出现的时间、胎动开始时间、子宫底高度和B超检查的胎囊大小、胎头双顶径及股骨长度值等推算预产期。

3.身体评估

(1)全身检查:观察发育、营养、精神状态、身高及步态。测量身高和体重,计算体重指数。测量生命体征,正常孕妇血压不超过18.7/12.1 kPa(140/91 mmHg),或与基础血压相比,升高不超过4.0/2.0 kPa(30/15 mmHg)。协助检查心肺有无异常,乳房发育情况,脊柱及下肢有无畸形。

(2)产科检查:包括腹部检查、骨盆测量、阴道检查、肛诊和绘制妊娠图。检查前告知孕妇检查目的,注意保护隐私。

(3)腹部检查。排尿后,孕妇仰卧于检查床上,头部稍抬高,露出腹部,双腿略屈曲分开,放松腹肌。检查者站在孕妇右侧。

视诊:注意腹部大小及形状,有无妊娠纹、手术瘢痕。腹部过大者,应考虑双胎、羊水过多、巨大儿的可能;腹部过小、宫底过低者,应考虑胎儿生长受限、孕周推算错误等;如孕妇腹部向前突出或向下悬垂,应考虑有骨盆狭窄的可能。

触诊:注意腹壁肌肉的紧张度,有无腹直肌分离,注意羊水量的多少及子宫肌的敏感度。用手测宫底高度,用软尺测耻骨上方至子宫底的弧形长度及腹围值。用四步触诊法检查子宫大小、胎产式、胎先露、胎方位及先露是否衔接。在做前三步手法时,检查者面向孕妇,做第四步手法时,检查者应面向孕妇足端。

第一步:检查者双手置于子宫底部,了解子宫外形并摸清子宫底高度,估计胎儿大小与妊娠月份是否相符。然后以双手指腹相对轻推,判断子宫底部的胎儿部分,如为胎头则硬而圆且有浮球感,如为胎臀则软而宽且形状略不规则。

第二步:检查者两手分别置于腹部左、右两侧,一手固定,另一手轻轻深按检查,两手交替,分辨胎背及胎儿四肢的位置。平坦饱满者为胎背,可变形的高低不平部分是胎儿肢体。

第三步:检查者右手置于耻骨联合上方,拇指与其余4指分开,握住胎先露部,进一步查清是胎头或胎臀,并左右推动以确定是否衔接。如先露部仍高浮,提示尚未入盆;如已衔接则胎先露部不能推动。

第四步:检查者两手分别置于胎先露部的两侧,向骨盆入口方向向下深压,再次判断先露部的诊断是否正确,并确定先露部入盆的程度。

听诊:胎心音在靠近胎背侧上方的孕妇腹壁听得最清楚。枕先露时,胎心音在脐下方右或左侧;臀先露时,胎心音在脐上方右或左侧;肩先露时,胎心音在脐部下方听得最清楚。当腹壁紧、子宫较敏感、确定胎背方向有困难时,可借助胎心音及胎先露综合分析判断胎位。

(4)骨盆测量:了解骨产道情况,以判断胎儿能否经阴道分娩。分为骨盆外测量和骨盆内测量。

骨盆外测量。①髂棘间径:孕妇取伸腿仰卧位,测量两侧髂前上棘外缘的距离,正常值为23~26 cm。②髂嵴间径:孕妇取伸腿仰卧位,测量两侧髂嵴外缘最宽的距离,正常值为25~28 cm。以上两径线可间接推测骨盆入口横径的长度。③骶耻外径:孕妇取左侧卧位,右腿伸直,左腿屈曲,测量第五腰椎棘突下凹陷处至耻骨联合上缘中点的距离,正常值18~20 cm。此径线可间接推测骨盆入口前后径长短,是骨盆外测量中最重要的径线。④坐骨结节间径:又称出口横径。孕妇取仰卧位,两腿屈曲,双手抱膝。测量两侧坐骨结节内侧缘之间的距离,正常值为8.5~9.5 cm,平均值9 cm。如出口横径<8 cm,应测量出口后矢状径(坐骨结节间径中点至骶尖),正常值为9 cm。出口横径与出口后矢状径之和>15 cm者,一般足月胎儿可以娩出。⑤耻骨弓角度:用两拇指尖斜着对拢,放于耻骨联合下缘,左右两拇指平放在耻骨降支上,测量两拇指之间的角度即为耻骨弓角度。正常为90°,<80°为异常。

骨盆内测量:适用于骨盆外测量有狭窄者。测量时,孕妇取膀胱截石位,外阴消毒,检查者戴消毒手套并涂以润滑油。①对角径:也称骶耻内径,是自耻骨联合下缘至骶岬上缘中点的距离。检查者一手示、中指伸入阴道,用中指尖触骶岬上缘中点,示指上缘紧贴耻骨联合下缘,并标记示指与耻骨联合下缘的接触点。中指尖至此接触点的距离,即为对角径。正常值为12.5~13 cm,此值减去1.5~2 cm,即为真结合径值,正常值为11 cm。如触不到骶岬,说明此径线>12.5 cm。②坐骨棘间径:测量两侧坐骨棘间的距离。正常值约10 cm。检查者一手的示指、中指伸入阴道内,分别触及两侧坐骨棘,估计其间的距离。③坐骨切迹宽度:为坐骨棘与骶骨下部间的距离,即骶骨韧带的宽度,代表中骨盆后矢状径。检查者将伸入阴道内的示指、中指并排置于韧带上,如能容纳3横指(5~5.5 cm)为正常,否则属中骨盆狭窄。

(5)阴道检查:确诊早孕时即应行阴道检查,妊娠最后一个月及临产后应避免不必要的检查。

(6)肛诊:了解胎先露部、骶骨前面弯曲度、坐骨棘及坐骨切迹宽度以及骶骨关节活动度。当难以确定胎先露是胎头或胎臀时,可进行肛诊以协助判断。

(7)绘制妊娠图:将各项检查结果如血压、体重、宫高、腹围、胎位、胎心率等填于妊娠图中,绘成曲线图,观察动态变化,及早发现并处理孕妇或胎儿的异常情况。

4.心理-社会评估

(1)孕妇心理评估:妊娠早期,评估孕妇对妊娠的接受程度,有哪些影响因素,妊娠以后与家人和配偶的关系等。妊娠中、晚期,评估孕妇对妊娠和分娩有无焦虑、恐惧心理。

(2)家庭支持系统评估:配偶对此次妊娠的态度最为重要。妊娠对准父亲也是一种心理压力,他会经历与孕妇同样的情感冲突,他为妻子在妊娠过程中的身心变化而感到惊讶,要适应妻子多变的情绪。因此,评估准父亲对妊娠的感受和态度,可帮助他成为孕妇强有力的身心支持者。另外,还需评估孕妇的家庭经济、居住环境、宗教信仰等状况。

5.高危因素评估

重点评估孕妇是否存在下列高危因素:年龄<18 岁或≥35 岁;残疾;遗传性疾病史;既往有无流产、异位妊娠、早产、死产、死胎、难产、畸胎史;有无妊娠合并症如心脏病、肾病、肝病、高血压、糖尿病等;有无妊娠并发症如妊娠期高血压疾病、前置胎盘、胎盘早剥、羊水异常、胎儿生长受限、过期妊娠、母儿血型不符等。

6.辅助检查

(1)常规检查:血常规、尿常规、血型(ABO 和 Rh)、肝功能、肾功能、空腹血糖、乙型肝炎病毒表面抗原、梅毒螺旋体、人类免疫缺陷病毒筛查等。

(2)超声检查:妊娠 18~24 周时进行胎儿系统超声检查,筛查胎儿有无严重畸形;超声检查可以观察胎儿生长发育情况、羊水量、胎位、胎盘位置、胎盘成熟度等。

(3)妊娠糖尿病筛查:直接行 75 g 口服葡萄糖耐量试验,诊断标准为空腹血糖 5.1 mmol/L,1 小时血糖 10.0 mmol/L,2 小时血糖为 8.5 mmol/L。

(二)产前指导

1.指导产前检查

确诊为早孕即可开始产前检查。妊娠 20~36 周每 4 周检查 1 次,妊娠37 周以后每周检查 1 次直至分娩,共行产前检查 9~11 次。《孕前和孕期保健指南》推荐的产前检查孕周分别为:妊娠 6~13^{+6} 周,14~19^{+6} 周,20~23^{+6} 周,24~27^{+6} 周,28~31^{+6} 周,32~36^{+6} 周,37 周后每周检查 1 次直至分娩。高危妊娠者应酌情增加产前检查次数。

2.指导日常保健

(1)清洁卫生:妊娠后排汗增多,应勤淋浴,勤换内衣,穿宽松、柔软、舒适的衣服,不穿紧身衣或袜带,以免影响血液循环和胎儿发育。胸罩的选择宜以舒适、合身、足以支托增大的乳房为标准。穿轻便舒适的鞋子,避免穿高跟鞋,以防腰背痛及身体失平衡。

(2)活动与休息:孕妇因身心负荷加重,易感疲惫,需要充足的休息和睡眠,每天应有 8 小时睡眠,午休 1～2 小时,卧床时宜左侧卧位,以增加胎盘血供。运动可促进孕妇的血液循环,增进食欲和睡眠,强化肌肉为分娩做准备。因此,妊娠期可适量运动,散步是孕妇最适宜的运动,但注意不要到人群拥挤、空气不佳的公共场所。

(3)性生活指导:妊娠前 3 个月及末 3 个月,均应避免性生活,以防流产、早产及感染。

3.指导母胎监护

(1)胎儿监护:嘱孕妇每天数胎动,2 小时胎动计数≥6 次为正常,2 小时胎动计数<6 次或减少 50%者,均应视为子宫胎盘功能不足,胎儿有宫内缺氧,应及时就诊,进一步诊断并处理。

(2)用药原则:许多药物可通过胎盘进入胚胎,影响胚胎发育。孕妇合理用药的原则是能用一种药,避免联合用药;选用疗效肯定的药物,避免用尚难确定的对胎儿有不良反应的药物;能用小剂量药物,避免大剂量药物;严格掌握用药剂量和持续时间,注意及时停药。

(3)识别先兆临产。①假临产:特点为宫缩持续时间短(<30 秒)且不恒定,间歇时间长而不规则;宫缩的强度不加强;不伴随出现宫颈管消失和宫颈口扩张;常在夜间出现,白天消失;给予强镇静剂可以抑制假临产。②胎儿下降感:随着胎先露下降入骨盆,宫底随之下降,多数孕妇会感觉上腹部较前舒适,进食量也增加,呼吸轻快。由于胎先露入盆压迫膀胱,孕妇常出现尿频症状。③见红:在分娩发动前 24～48 小时(少数 1 周内),因宫颈内口附近的胎膜与该处的子宫壁分离,毛细血管破裂经阴道排出少量血液,与宫颈管内的黏液相混排出,称为见红,是分娩即将开始的比较可靠的征象。但若出血量超过月经量,则不应认为是见红,而可能为妊娠晚期出血性疾病。

4.心理支持

母体是胎儿生活的小环境,孕妇的生理和心理活动都会波及胎儿,孕妇的情绪变化可通过血液和内分泌调节的改变对胎儿产生影响,如孕妇经常心境不佳、焦虑、恐惧、紧张、悲伤等，会使胎儿脑血管收缩，减少脑部供血量，影响脑部发育。应鼓励孕妇抒发内心感受和想法，保持心情愉快、轻松。

(三)效果评价

妊娠期管理效果评价可实施过程评价与终末评价。过程评价可在下次产前检查时对孕妇进行日常保健、母胎监护、心理状况评估，并根据孕妇及胎儿各项检查结果综合判断孕期管理效果。终末评价主要是母婴健康和安全，包括分娩方式，产时出血，新生儿体重、身长，Apgar 评分等。

二、妊娠期营养

(一)妊娠期营养管理的意义

妊娠期是生命早期 1 000 天的起始阶段，营养作为最重要的环境因素，对母儿双方的近期和远期健康都将产生至关重要的影响。孕期胎儿的生长发育、母体乳腺和子宫等生殖器官的发育，以及为分娩后乳汁分泌进行必要的营养储备，都需要额外的营养。因此，妊娠各期妇女膳食应在非孕妇女的基础上，根据胎儿生长速率及母体生理和代谢的变化进行适当调整。

(二)妊娠期营养管理

1.妊娠期营养评估

(1)询问孕妇过去的饮食习惯，包括饮食形态、内容及摄入量。

(2)询问孕妇有无胃肠道疾病史；有无甲状腺功能亢进或糖尿病等内分泌疾病史；有无食物过敏史。

(3)妊娠后孕妇饮食习惯有无改变，有何改变，早孕反应对孕妇饮食的影响程度等。

(4)身体评估：测量体重，结合身高和妊娠前体重，判断孕妇体重的增长是否在正常范围内；定期产检，测宫高、腹围，判断胎儿在宫内的生长发育情况。

(5)心理-社会状况评估：评估有无影响孕妇膳食的心理或社会文化因素，如宗教信仰对饮食的限制，经济拮据限制孕妇的购买力等。

(6)诊断检查：必要时血常规检查孕妇血红蛋白值以了解其营养状况。

2.妊娠期营养管理计划与实施

在全面评估孕妇营养状况的基础上，制订个性化的孕妇营养管理计划，可提高健康教育效果，促进孕妇采取利于自身和胎儿健康的膳食行为和活动方式。

(1)人体成分分析：人体成分分析可测定孕妇当时体重、骨骼肌、体脂肪、无机盐、蛋白质、机体水分、细胞外水分比率等各成分值，可较准确地反映孕妇的身体营养状态及各成分的范围，结合孕妇孕前膳食及运动习惯，可更具针对性地为孕妇提供妊娠期营养、运动指导。

(2)妊娠期体重管理：根据孕妇孕前体重指数是否正常及胎次，每个孕妇妊娠期体重增长范围不同，体重增长过轻或过重均会危及母儿的安全，影响妊娠结局，因此孕期体重管理对于保证母婴安全有着重要的意义。初次产检时医务人员可告知孕妇体重管理的重要性，教会其正确测量体重的方法并定期检测，以判断其体重增长是否在正常范围。对于体重增长过轻或过重者，应对其膳食及活动方案进行相应的调整，以保证其体重的正常增长。

(3)妊娠期营养门诊的开展：对于妊娠期体重控制不理想或诊断为妊娠糖尿病的孕妇可开展多种营养门诊，以对其营养及运动方面进行更具针对性的指导。有关多种营养门诊的开展全国各地形式各异，有一日营养门诊、大课授课、小班化教学等形式。其对象逐渐从孕妇扩展到孕妇的主要家属，以便引起整个家庭的重视。在该门诊中，授课者会告知各孕妇体重管理、正确膳食、运动及血糖监测的重要性及其具体方法，以便于其更加科学地进行营养管理。

3.妊娠期营养管理效果评价

可实施过程评价及终末评价。过程评价可在下次产检时根据其体重增长、实验室监测、B超检测等综合判定其营养管理是否正确，有问题及时进行改正。终末评价可分为近期评价及远期评价，近期评价可包括孕产妇结局如分娩方式、妊娠期体重增长、是否患妊娠糖尿病及甲状腺功能亢进、胎次、产次等，以及新生儿结局如出生孕周、体重、身长、Apgar评分情况等。而远期评价可在产后42天、3个月、半年、1年等分别对产妇的营养状况及相关合并症、并发症结局进行追踪，以判断妊娠期营养管理对孕产妇远期的影响。

第二节　分娩期护理

一、先兆临产护理

通常产妇临产前，会有一些先兆症状，如不规律的子宫收缩、阴道见红、破水等。产妇出现先兆症状以后往往紧张，不能好好休息，不知道何时应该去医院，担心自己和胎儿的安全。

产科医务人员应该在孕妇妊娠后期给予必要的健康教育，教会产妇识别什么是先兆临产症状，什么是正式临产。宫缩出现后，应注意休息。休息过程中，观察宫缩强度是否加强、宫缩是否逐渐有规律、宫缩间隔时间是否缩短等来判断是否真正临产。同时，帮助产妇树立自然分娩的信心，做好分娩的精神准备和用物准备。

二、第一产程护理

第一产程是宫颈扩张期，是产程的开始。在规律宫缩的作用下，宫口扩张、胎先露下降。但第一产程时间长，可发生各种异常，需严密观察胎心、宫缩，通过阴道检查判断宫口扩张与先露下降及胎方位、产道等有无异常。

(一)护理前评估

1.健康史

健康史的评估在入院时进行。通过复习产前检查记录了解孕期情况，重点了解年龄、身高、体重、有无不良孕产史、有无合并症等；孕期是否定期产前检查、有无阴道流血或流液、心理状况、B超等重要辅助检查的结果；询问宫缩开始的时间、强度及频率等。

2.全身状况评估

(1)一般状况：观察生命体征，评估精神状态、休息与睡眠、饮食与大小便情况等。

(2)疼痛评估：询问孕妇对疼痛的感受，观察孕妇面部表情，了解疼痛的部位及程度；根据孕妇的病情和认知水平选择不同的疼痛评估工具，如数字评分法、文字描述评定法、面部表情疼痛评定法等进行疼痛评估及结果评价。

(3)心理状况：因产房陌生的环境和人员、对分娩结局的未知、宫缩所致的疼痛逐渐增强等，孕妇可表现出焦虑、恐惧、反复询问产程及胎儿情况或大声喊痛以故意引旁人注意。评估方法：①与孕妇交谈，了解其心理状态；②观察孕妇的行为，如身体姿势是放松或紧张，睡眠及饮食情况有无改变，呻吟、尖叫或沉默等；③用心理评估工具，如状态—特质焦虑量表可评估孕妇即刻和经常的心理状况。

3.专科评估

(1)子宫收缩：产程开始时，出现伴有疼痛的子宫收缩，俗称“产痛”或“阵痛”。开始时宫缩持续时间较短(约30秒)且弱，间歇时间较长(5～6分钟)。随着产程的进展，持续时间渐长(50～60 秒)，且宫缩强度不断增强，间歇时间渐短(2～3 分钟)。当宫口近开全时，宫缩持续时间可长达 1 分钟或 1 分钟以上，间歇时间仅 1 分钟或稍长。

产程中需重视观察并记录子宫收缩的情况，包括宫缩持续时间、间歇时间及强度。临床常用触诊观察法及电子胎儿监护两种方法。①触诊观察法：是监测宫缩最简单的方法，观察者将手掌放于孕妇腹壁的宫体近宫底处，宫缩时宫体部隆起变硬，间歇期松弛变软。②电子胎儿监护：用电子胎儿监护仪描述宫缩曲线，可以直观地看出宫缩强度、频率和持续时间，是反映宫缩的客观指标。监护仪有外监护及内监护两种。外监护临床应用最广，适用于产程的任何阶段，将宫缩压力探头固定在孕妇腹壁宫体近宫底部即可。宫缩的观察不能完全依赖电子胎儿监护仪，对做电子胎心监护的孕妇，助产士至少要亲自评估 1 次宫缩。内监护有宫腔内感染的可能且价格昂贵，临床应用较少。

(2)胎心：胎心率是产程中极为重要的观察指标。正常胎心率为 110～160 次/分。临产后更应严密监测胎心的频率、规律性和宫缩后胎心有无变异，注意与孕妇的脉搏区分。胎心监测有两种方法。①听诊：临床现多采用电子胎心听诊器。此方法简单，但仅获得每分钟胎心率，不能分辨胎心率变异、瞬间变化及其与宫缩、胎动的关系，需注意同时观察孕妇脉搏，与孕妇脉搏区分。②电子胎心监护：多用于外监护描记胎心曲线。观察胎心率变异及其与宫缩、胎动的关系。此方法能较准确地判断胎儿在宫内的状态。但是，电子胎心监护可能出现假阳性，不能过度依赖。

(3)宫口扩张和胎头下降：宫口扩张与胎头下降的速度和程度是产程观察的两个重要指标，通过阴道检查可了解宫口扩张及胎头下降情况。

宫口扩张是临产后规律宫缩的结果，当宫缩渐频且不断增强时，宫颈管逐渐缩短至展平。当宫口开全时，宫口边缘消失，与子宫下段及阴道形成产道。根据宫口扩张情况，第一产程可分为潜伏期和活跃期。潜伏期是指从出现规律宫缩开始至宫口扩张 3 cm。潜伏期宫口扩张速度缓慢，平均每 2～3 小时扩张 1 cm，约需 8 小时，最长时限为 16 小时，超过 16 小时称潜伏期延长。活跃期是指宫口扩张 3 cm 至宫口开全。活跃期宫口扩张速度明显加快，约需 4 小时，最长时限为 8 小时，超过 8 小时称活跃期延长。活跃期又划分 3 个时期：加速期是指宫口扩张 3～4 cm，约需 1.5 小时；最大加速期是指宫口扩张 4～9 cm，约需 2 小时；减速期是指宫口扩张 9～10 cm，约需 30 分钟。

胎头下降程度是决定胎儿能否经阴道分娩的重要观察指标。临床上通过阴道检查，能够明确胎头颅骨最低点的位置，并协助判断胎方位。胎头下降的程度以颅骨最低点与坐骨棘平面的关系标示，坐骨棘平面是判断胎头高低的标志。胎头颅骨最低点平坐骨棘平面时，以“0”表示；在坐骨棘平面上 1 cm 时，以“−1”表示；在坐骨棘平面下 1 cm 时，以“+1”表示，其余以此类推。潜伏期胎头下降不明显，活跃期下降加快，平均每小时下降 0.86 cm。一般宫口开大至 4～5 cm 时，胎头应达坐骨棘水平。临床多采用产程图来描记和反映宫口扩张及胎头下降的情况，并指导产程的处理。美国学者 Friedman 提出“Friedman 产程曲线”，后经不断地修改及完善后形成以横坐标为临产时间(小时)，纵坐标左侧为宫口扩张程度，纵坐标右侧为胎先露下降程度(cm)的产程图。

(4)胎膜破裂：胎儿先露部衔接后，将羊水阻断为前、后两部分。宫缩时，前羊水囊楔入宫颈管内，有助于扩张宫口。随着产程的进展，宫缩的增强，当羊膜腔内压力达到一定程度时，胎膜自然破裂，破膜后羊水冲洗阴道，减少感染机会。正常破膜多发生于宫口近开全时。

评估胎膜是否破裂。若未破，阴道检查时可触及有弹性的水囊；若已破，则推动先露部可见羊水流出。确定破膜时间、羊水颜色、性状及量。也可用 pH 试纸检测，pH≥7.0 时破膜的可能性大。破膜后，宫缩常暂时停止，产妇略感舒适，随后宫缩重现且较前增强。

(二)辅助检查

常用多普勒仪、电子胎儿监护仪监测胎儿宫内情况。

(三)一般护理措施

1.生命体征监测

临产后，宫缩频繁致产妇出汗较多，加之阴道血性分泌物及胎膜破裂羊水流出，易导致感染的发生，因此在做好基础护理的同时，应注意体温的监测。宫缩时，血压会升高 0.7～1.3 kPa(5～10 mmHg)，间歇期复原。产程中应每隔 4～6 小时测量 1 次，若发现血压升高或高危人群，应增加测量次数并给予相应的处理。

2.饮食指导

(1)正常孕妇的饮食指导：世界卫生组织推荐在没有高危因素情况下，在产程中不应该干扰孕妇饮食，鼓励低风险孕妇进食。但是，临产后的孕妇胃肠功能减弱，加之宫缩引起的不适，孕妇多不愿进食，有时还会出现恶心、呕吐等情况。临产过程中，长时间的呼吸运动和流汗，孕妇体力消耗大。为保证分娩的顺利进行，应鼓励孕妇在宫缩间歇期少量多次进食高热量、易消化、清淡的食物。

(2)伴有妊娠合并症或并发症孕妇的饮食指导。①妊娠期糖尿病孕妇：临产后仍采用糖尿病饮食，产程中密切监测孕妇血糖、宫缩、胎心变化，避免产程过长。②妊娠期高血压疾病孕妇：指导孕妇摄入富含蛋白质和热量的饮食，补充维生素、铁和钙剂。食盐不必严格控制，因为低盐饮食会影响食欲，让临产的孕妇更加厌食，蛋白质及热量摄入不足对母儿均不利。③妊娠合并肝功能异常孕妇：肝脏是人体最重要的代谢器官，糖、蛋白质、脂肪三大营养物质均需在肝脏内代谢转化，孕妇摄入过多高蛋白、高脂饮食会增加肝脏的负担。因此，临产后的孕妇应进食高碳水化合物、高维生素、低脂饮食。

3.休息与活动

临产后，应鼓励孕妇在室内活动，孕妇采取站、蹲、走等多种方式，更利于产程的进展。初产妇或距前次分娩已多年的经产妇，如果休息欠佳，在临产早期并估计胎儿短期内不会娩出者，可遵医嘱给予肌内注射盐酸哌替啶助其休息。

4.排尿及排便

临产后，鼓励孕妇每2～4小时排尿1次，以免膀胱充盈影响宫缩及胎先露下降。过去认为在临产初期为孕妇行温肥皂水灌肠可促进产程的进展，现已被证实是无效的措施。

5.人文关怀

分娩不仅仅是身体的疼痛，很多妇女对分娩的记忆是痛苦的、负面的。产妇面对陌生的环境、陌生的医务人员，她们可能缺乏安全感。因此，应从孕期即开始对孕妇进行教育和关怀，以改变其对分娩的认知。

(1)孕期健康教育：在孕期进行健康教育，特别是分娩预演，以改变孕妇对分娩的不正确认知，增强她们自然分娩的信心。

(2)陪伴分娩和心理支持：进入分娩室后，不能让产妇独处一室，陪伴分娩和心理支持非常重要，一个眼神、一次握手、一个拍背、一句鼓励或赞扬的话都可能让产妇改变对分娩的认知而使分娩经历成为美好的回忆。

(3)自由体位：待产过程中，可以根据胎位、先露下降情况、产妇自感舒适等采取不同的体位。产妇怎样舒适、胎儿需要怎样的体位，产妇就可以采取怎样的体位。在自由体位中，丈夫可以起到很重要的作用，让产妇感受到爱、安全等。

(4)按摩：按摩是一种很好的非药物镇痛方法，产妇自行按摩、他人帮助按摩均可，可行全身或局部按摩。

(四)专科护理操作

1.胎心监测

胎心听诊应在宫缩间歇期完成。潜伏期每小时听胎心 1 次,活跃期每 15～30 分钟听诊胎心 1 次,每次听诊 1 分钟。

2.宫缩潜伏期

宫缩潜伏期应每 2～4 小时观察 1 次,活跃期每 1～2 小时观察 1 次,一般需要连续观察至少 3 次宫缩。根据产程进展情况决定处理方法,若产程进展好则继续观察;若产程进展慢、子宫收缩欠佳,应及时处理。

3.宫颈扩张和胎头下降

通过阴道检查判断宫口扩张程度及胎头下降程度。阴道检查的主要内容包括内骨盆、宫口扩张及胎头下降情况等。如果胎膜已破,则应上推胎头了解羊水和胎方位,若胎方位异常、产程进展好,则可继续观察到宫口开全;若产程进展慢,应了解宫缩情况,宫缩好则可改变产妇体位以助改变胎方位;宫缩差,应加强宫缩。

4.胎膜破裂

胎膜多在宫口近开全时自然破裂,前羊水流出。一旦胎膜破裂,应立即听诊胎心,并观察羊水性状和流出量、有无宫缩,同时记录破膜时间。正常羊水的颜色随孕周增加而改变。足月以前,羊水是无色、澄清的液体;足月时因有胎脂及胎儿皮肤脱落细胞、毳毛、毛发等小片物混悬其中,羊水则呈轻度乳白色并混有白色的絮状物。若羊水粪染,胎心监测正常,宫口开全或近开全,可继续观察,给予产妇吸氧等待胎儿娩出。若胎儿已出现宫内缺氧征象,应产钳或胎头吸引术助产,使胎儿脱离缺氧环境。若破膜超过 12 小时未分娩者,应给予抗生素预防感染。

(五)疼痛护理

1.分娩期疼痛的特点

分娩疼痛是一种很独特的疼痛,有别于其他任何病理性疼痛。

(1)疼痛的性质多为痉挛性、压榨性、撕裂样疼痛。

(2)由轻、中度疼痛开始,随宫缩的增强而逐渐加剧。

(3)分娩疼痛源于宫缩,但不只限于下腹部,会放射至腰骶部、盆腔及大腿根部。

2.分娩期疼痛的产生机制

(1)宫颈生理性扩张刺激了盆壁神经,引起后背下部疼痛。

(2)宫缩时的子宫移动引起腹部肌肉张力增高。

(3)宫缩时子宫血管收缩引起子宫缺氧。

(4)胎头压迫引起会阴部被动伸展而致会阴部固定性疼痛。

(5)会阴切开或裂伤及其修复。

(6)分娩过程中膀胱、尿道、直肠受压。

(7)产妇紧张、焦虑及恐惧可导致害怕-紧张-疼痛综合征。

3.影响分娩期疼痛的因素

(1)身体因素:产妇的年龄、产次、既往痛经史、难产、体位等许多因素交互影响分娩疼痛。经产妇的宫颈在分娩发动前开始变软,因而对疼痛的感觉较初产妇轻;既往有痛经者血液中分泌更多的前列腺素,会引起强烈的子宫收缩,产生剧烈疼痛;难产时,宫缩正常而产程停滞,常会伴随更为剧烈的疼痛;产妇如果采用垂直体位,疼痛较轻。

(2)心理因素:产妇分娩时的情绪、情感、态度等可影响分娩疼痛。产妇害怕疼痛、出血、胎儿畸形、难产等,产生焦虑和恐惧心理,结果增加对疼痛的敏感性。如果产妇对分娩有坚定的信心,则有助于缓解分娩疼痛。

(3)社会因素:分娩环境、氛围、对分娩过程的认知、其他产妇的表现、家人的鼓励和支持等可影响分娩疼痛,如产妇感觉备受关爱则可减轻痛感。

(4)文化因素:产妇的家庭文化背景、信仰、风俗和产妇受教育程度等均会影响其对疼痛的耐受性,护理人员应对每个产妇进行全面评估,并制订和实施个性化分娩计划,因人而异地采取减轻疼痛的措施。

4.护理评估

(1)健康史:通过产前检查记录了解相关信息,如生育史、本次妊娠经过、有无妊娠合并症及并发症、孕期用药情况等;详细询问孕期接受健康教育情况,以往对疼痛的耐受性和应对方法;了解产妇及其家属对分娩和分娩镇痛的态度与需求。

(2)身心状况:通过观察、访谈、量表调查等可对疼痛程度做出评估。大多数产妇会感觉身不由己、失去控制、疲惫不堪,表现为呻吟、愁眉苦脸、咬牙、坐立不安等。一些产妇会浑身发抖、寒战样哆嗦、哭泣、呕吐等。疼痛还可以引起出汗、心率加快、血压升高、呼吸急促等生理反应,与应激生理反应类似。

(3)辅助检查:通过实验室检查测定血、尿常规及出凝血时间等。

5.护理措施

(1)一般护理:营造温馨、安全、舒适的家庭化产房,提供分娩球等设施协助产妇采取舒适体位，及时补充热量和水分，定时督促排尿，减少不必要的检查。

(2)非药物性分娩镇痛。①呼吸技术：指导产妇在分娩过程中采取产前掌握的各种呼吸技术，达到转移注意力、放松肌肉、减少紧张和恐惧、提高产妇的自我控制感、有效减轻分娩疼痛的目的。②集中和想象：集中和分散注意力有益于缓解分娩疼痛。当子宫收缩时，注视图片或固定的物体等方法转移产妇对疼痛的注意，可缓解对疼痛的感知。分娩过程中让产妇积极地想象过去生活中某件最愉快事情的情景，同时进行联想诱导，让产妇停留在愉快的情景之中。③音乐疗法：在产程中聆听音乐，产妇的注意力从宫缩疼痛转移到音乐旋律上，分散对产痛的注意力。音乐唤起喜悦的感觉，引导产妇全身放松，如果同时有效运用呼吸法，则能更好地减轻焦虑和疼痛。④导乐陪伴分娩：指在整个分娩过程中有一位富有生育经验的妇女时刻陪伴在旁边，传授分娩经验，不断提供生理上、心理上、感情上的支持，随时给予分娩指导和生理上的帮助，充分调动产妇的主观能动性，使其在轻松、舒适、安全的环境下顺利完成分娩过程。⑤水中分娩：是指分娩时用温水淋浴，或在充满温水的分娩池中利用水的浮力和适宜的温度完成自然分娩的过程。水中分娩通过温热的水温和按摩的水流缓解产妇焦虑紧张的情绪；水的浮力支撑作用使身体及腿部肌肉放松，增加会阴部和软产道的弹性；加上水的向上托力减轻胎儿对会阴部的压迫；适宜的水温还可以阻断或减少疼痛信号向大脑传递；在温水中还便于产妇休息和改变体位，减少产妇在分娩过程中的阵痛。⑥经皮神经电刺激疗法：是通过使用表皮层电极神经刺激器，持续刺激背部胸椎和骶椎的两侧，使局部皮肤和子宫的痛阈提高，并传递信息到神经中枢，激活体内抗痛物质和内源性镇痛物质的产生从而达到镇痛目的。

此外，也可采用芳香疗法、穴位按摩、热敷等方法减轻疼痛。

(3)药物性分娩镇痛：非药物性镇痛方法不能有效缓解分娩过程中的疼痛时，可选用药物性镇痛方法。①药物性分娩镇痛原则：使用的药物对产妇及胎儿不良反应小；药物起效快，作用可靠，给药方法简便；对产程无影响或加速产程；产妇清醒，可参与分娩过程。②常用方法：硬膜外镇痛的镇痛效果较好，常用的药物为丁哌卡因、芬太尼，其优点为镇痛平面恒定，较少引起运动阻滞。腰麻-硬膜外联合阻滞的镇痛效果快，用药剂量少，运动阻滞较轻。③注意事项：注意观察药物的不良反应，如恶心、呕吐、呼吸抑制等；严密观察是否有硬膜外麻醉的并发症，如硬膜外感染、硬膜外血肿、神经根损伤、下肢感觉异常等，一旦发现异常，应立即终止镇痛，对症治疗。

疼痛是个人的主观感受，分娩镇痛只能减轻痛感而并不是完全无痛，产妇应对分娩过程有正确的认识，根据产程的进展情况及产妇的不同需求，选择不同的分娩镇痛方法。

第三节 产褥期护理

从胎盘娩出至产妇全身各器官(除乳腺外)恢复或接近正常未孕状态所需的一段时期，称产褥期。这个时期需要 6～8 周，研究表明，对某些产妇而言，适应母亲的角色，从分娩后恢复可能需要更多时间。

一、临床表现

(一)生命体征

1.体温

产后体温多在正常范围内。若产程延长致过度疲劳等情况下，体温可在产后 24 小时内略升高，一般不超过 38 ℃。产后 3～4 天出现乳房血管、淋巴管极度充盈，乳房胀大，也可伴发热，称为泌乳热，一般仅持续数小时，最多不超过 24 小时，体温即下降，不属病态，但需排除其他原因尤其是感染。

2.脉搏

产后由于子宫胎盘循环停止及卧床休息等原因，产妇的脉搏略缓慢，每分钟 60～80 次，约于产后 1 周恢复正常。

3.呼吸

产后腹压降低，膈肌下降，产妇由妊娠期的胸式呼吸变为胸腹式呼吸，使呼吸浅慢，每分钟 14～16 次。

4.血压

正常分娩出血不多者，血压于产褥期平稳，变化不大。妊娠期高血压疾病产妇的血压于产后逐渐恢复。产后血压下降的最常见原因为产后出血，严重者可发生休克甚至死亡。对有妊娠合并症的产妇应注意血压变化。

5.产后会阴疼痛

对于经阴道分娩后有产后会阴疼痛的妇女，疼痛来自撕裂伤、外阴切开术和随后的修复及罕见水肿所致的会阴不适和疼痛。

(二)子宫复旧

胎盘娩出后,子宫收缩,子宫体圆而硬,产后当天宫底一般在脐下 1～2 横指。产后第 1 天由于盆底肌肉张力恢复,使宫底稍上升,达脐部水平,以后每天下降 1～2 cm,至产后 10 天左右子宫降入骨盆腔内,此时腹部检查于耻骨联合上方扪不到子宫底。哺乳者较不哺乳者子宫下降速度快,因此,提倡母乳喂养,由产妇亲自喂哺,有利于子宫复旧和产后恢复。

(三)产后宫缩痛

在产褥早期因子宫收缩引起下腹部阵发性疼痛称产后宫缩痛。子宫在疼痛时呈强直性收缩,于产后 1～2 天出现,持续 2～5 天自然消失。产后疼痛由连续的子宫收缩引起,这种现象在经产妇和哺乳的妇女中更常见。多次的分娩会降低子宫张力,与初产妇相比,她们会有更强烈的疼痛。对于哺乳的妇女,新生儿的吸吮促进神经垂体分泌缩宫素。缩宫素的释放不仅引起泌乳反射,同时也引起子宫收缩。嘱产妇经常排尿,防止膀胱上升到子宫的位置,可以减轻疼痛。用加热垫或在俯卧时在下腹部放置枕头或毯子也可以减轻疼痛。

(四)恶露

产后随子宫蜕膜,含有血液、坏死蜕膜等组织经阴道排出,称恶露。恶露因其颜色、内容物及时间不同,可分为以下几种。

1.血性恶露

血性恶露量多,色鲜红,含大量血液,有时有小血块并含少量胎膜及坏死蜕膜组织。镜下见大量红细胞、坏死蜕膜及少量胎膜。一般持续 3～7 天出血逐渐减少,浆液增加,转为浆液性恶露。

2.浆液性恶露

由于子宫出血减少,含大量浆液,色淡红,同时含有较多的坏死蜕膜组织、宫颈黏液、阴道排液及细菌等。镜下可见较少量红细胞及白细胞。浆液性恶露一般持续 10 天左右,其后浆液逐渐减少,白细胞增多,变为白色恶露。

3.白色恶露

由于子宫内膜修复,子宫出血停止,恶露呈白色、质黏稠,含大量白细胞、坏死蜕膜组织、表皮细胞及细菌等。白色恶露约持续 3 周。

正常恶露有血腥味,无臭,一般持续 4～6 周,总量个体差异较大,通常为 250～500 mL。子宫复旧不全或宫腔内有胎盘残留、多量胎膜或合并感染时,恶露量增多,血性恶露持续时间延长并有臭味,应及时给予处理。

（五）褥汗

产褥早期皮肤的排泄功能旺盛，产妇常在饭后、活动后、睡觉时和醒后大量出汗，尤以夜间睡眠和初醒时更为明显，称为“褥汗”。这是产妇自身调节的生理现象，机体将妊娠期间积聚在体内的水分通过皮肤大部分排出体外。这是产后的正常现象，不属病态，只需要保持干燥和清洁，无需控制液体入量。一般在产后 1～3 天较为明显，常于产后 1 周内自行好转。此期间建议产妇穿着纯棉衣服、勤更换，避免受凉。

（六）排泄

1.排尿增多和排尿困难

产后 2～3 天，由于机体排出妊娠时潴留的液体，产妇往往多尿。但因分娩过程中膀胱受压使其黏膜水肿、充血、肌张力降低，加之会阴切口疼痛，产后容易发生排尿困难，特别是产后第 1 次排尿，容易发生尿潴留及尿路感染。

2.便秘

产褥期容易发生便秘，因产妇卧床时间长而活动少、肠蠕动减弱、腹直肌及骨盆底肌松弛而引起。

3.痔疮

在产后 24～48 小时，之前患有痔疮的产妇会出现肛门周围疼痛。在第二产程期间，痔疮可能会破损或变得水肿。减轻疼痛的方法除冷水坐浴和温水坐浴之外，冷敷、中成药局部贴敷、痔疮膏、止痛药或麻醉喷雾或膏剂、安那素栓等常被联合应用。

（七）乳房改变

1.乳头皲裂

哺乳产妇尤其是初产妇在最初几天哺乳后容易产生乳头皲裂，大多数是因为哺乳姿势不当引起。乳头皲裂时，表现为乳头发红、裂口，有时有出血，哺乳时疼痛。

2.乳房胀痛

乳房的肿胀是由于乳汁瘀积和血管充血的共同作用，通过淋巴的作用和血管的淤滞导致了更进一步的瘀积。随着乳汁的逐渐充盈，乳房肿胀大约发生在产后第 3 天，持续将近 24～48 小时。乳房变得膨胀、紧张，不能被触碰，乳房皮肤发烫，可在乳房皮肤上清楚地看到血管。乳头更加坚硬，使其更难被新生儿含住。对于一些妇女尤其是那些在照顾新生儿方面有困难或没有很好乳房支托的妇女而言，乳房的敏感会变成疼痛。尽管乳房肿胀不是炎症，但是与乳汁相关的新陈代谢增加会引起体温的升高。

当妇女因各种原因不宜哺乳时，可使用药物的方法帮助回奶。

(八)其他改变

1.体重减轻

由于胎儿及胎盘娩出，羊水排出及产时失血，产后体重约减轻 6 kg。产后第 1 周，由于子宫复旧、恶露及汗液，尿液的大量排出，体重又下降了约 4 kg。

2.下肢静脉血栓形成

少见。由于产妇的血液处于高凝状态，加之产后疲惫虚弱、切口疼痛致卧床时间较多，使得下肢静脉血液循环缓慢，血液易瘀积于静脉内，形成静脉血栓。

3.疲乏

由于产程中不适及用力、频繁的检查、哺乳及新生儿护理活动导致睡眠不足，使得产妇在产后的最初几天感到疲乏。

二、辅助检查

根据产妇情况选择必要的血液、尿液和超声检查。

三、评估与观察要点

(一)健康史

产妇的健康史应该包括对妊娠前、妊娠过程和分娩过程进行全面评估。

1.妊娠前

产妇的身体健康状况，有无慢性疾病。

2.妊娠期

有无妊娠期的并发症或合并症。

3.分娩期

分娩是否顺利、产后出血量、会阴撕裂程度、新生儿出生后的 Apgar 评分等内容。

(二)观察要点

1.生命体征

观察体温、脉搏、呼吸、血压等情况。

2.产后出血量

观察产后出血的量、性状、颜色，是否有肛门坠胀感等情况。

3.生殖系统

评估子宫底高度及复旧情况；观察恶露的量、颜色及气味；评估产后会阴是否有水肿、红肿、硬结及分泌物等情况。

4.排泄

评估产后膀胱充盈情况，是否及时排尿、尿量；评估产后是否及时排便，是否有便秘症状。

5.乳房

评估乳房的类型，有无乳头平坦、内陷；乳汁的量和质，乳汁是否满足新生儿的需要；乳房是否有胀痛和乳头皲裂。

6.新生儿

评估新生儿喂奶后是否满足、安静，小便、大便及体重增长情况。

（三）心理-社会状况

1.评估产妇的心理状态

产妇对分娩经历的感受；对自我形象恢复的满意度等；对母亲角色的适应；评估母亲能否正确理解孩子的行为；评估产妇的年龄、健康状况、社会支持系统、经济状况、性格特征、文化背景等因素对产后心理状态的影响。

2.社会支持

评估家庭氛围、各家庭成员角色及亲情等关系。

四、一般护理措施

（一）心理护理

受体内雌、孕激素水平急剧下降，产后心理压力及疲劳等因素影响，产妇在产后 2～3 天内发生轻度或中度的情绪反应。需要及时关注产后的情绪变化和心理反应，给予及时的心理支持，帮助产妇及时度过产后压抑期。

（二）产后 2 小时内护理

由于产后 2 小时内是产后出血、产后子痫和产后心力衰竭等并发症的好发时期，因此有“第四产程”之称。产妇和新生儿在此期应留在产房密切观察，分别于产后 15 分钟、30 分钟、60 分钟、90 分钟、120 分钟监测生命体征，包括血压、脉搏、阴道出血量、子宫高度、膀胱充盈情况，及早发现出血和休克。鼓励产妇及时排空膀胱，与新生儿早接触、早吸吮，以便能反射性引起子宫收缩，减少出血量。

（三）饮食护理

产后营养与膳食对保证产妇身体恢复、促进乳汁分泌和保证新生儿需要至关重要。因分娩时体力消耗及失血，因此产后可让产妇进流食或清淡半流食，以后可进普通饮食。由于产后胃肠功能较差，为保证营养应少食多餐，每天除三餐外增加 2～3 次辅食，以增加热量和营养素供给。食物应富于营养、足够热量和水分。

(四)排便及排尿护理

阴道产的产妇，分娩后要饮温热水，鼓励、督促尽早排尿，最好于分娩 4 小时内就排尿，最多不超过产后 6 小时，如有尿意不能自排者，适时采取措施帮助排尿。产后 6 小时有尿仍不能自排者，应给予相应处理，必要时导尿。24～48 小时排大便，增加粗纤维饮食的摄入，多食水果、蔬菜，保持排便通畅，必要时给予粪便软化剂。

(五)会阴护理

保持外阴清洁，协助和指导产妇更换消毒卫生巾；发现伤口红、肿、硬结者通知医师及时处理，可用 50％硫酸镁湿热敷或红外线照射等理疗方法；有侧切伤口者，指导健侧卧位，以保持伤口清洁干燥。

五、专科护理操作

(一)生命体征的观察及护理

产后 1 周内应注意体温变化，每天测量 2 次，同时监测脉搏、血压的变化。对高血压、心血管系统疾病患者应遵医嘱增加监测次数，发现异常情况时及时处理。

(二)子宫复旧与恶露的观察及护理

产后 1 周内应在每天同一时间手测宫底高度，以了解子宫复旧情况。测量前嘱产妇排空膀胱，取仰卧位，两腿屈曲放松。先按摩子宫使其收缩后，再测耻骨联合上缘至宫底的高度，可用皮尺测量，也可以体表标志表示。同时观察恶露的量、颜色及气味。若子宫复旧不全，恶露增多，色红且持续时间延长时，应行 B 超、血常规、血中绒毛膜雌二醇检查等，排除异常情况，并及早给予子宫收缩药，同时建议产妇饮食中注意避免用活血、逐瘀等中成药。若合并感染，恶露有腐臭味且有子宫压痛，血常规高者应给予抗生素控制感染，并根据细菌培养联合药敏试验结果调整抗生素。产后当天，禁止用热水袋外敷止痛，以免子宫肌肉松弛造成出血过多。

(三)产后避孕

避孕是选择合适的药具，用科学的方法影响受孕条件，达到不受孕的目的。

避孕主要是抑制精子与卵子产生，阻止精子与卵子结合，使子宫环境不利于精子获能、生存或不适宜受精卵着床和发育。避孕方法可以是可逆的或永久的。由于分娩后妇女生殖道的解剖和生理功能逐渐恢复到未孕的状态需要6周时间，因此在产后6周内应严禁性生活，避免生殖道感染。哺乳期妇女有生理性闭经，在月经恢复以前容易忽视避孕的问题，导致意外妊娠，故在产后应重视避孕。

1.产后或哺乳期可选用的避孕方法

(1)避孕套：由于避孕套不影响乳汁的分泌，所以对于产后特别是哺乳期妇女，避孕套是比较好的避孕方式。

(2)含孕激素的避孕药物：产后6周以后可以选择含孕激素的避孕药物避孕，该方法使用方便，不影响乳汁的质量，不良反应小。

(3)宫内节育器：一般来说宫内节育器在阴道分娩3个月以后，剖宫产6个月以后可放置。但也可在分娩或剖宫产后立即放置，产后即刻放置宫内节育器需关注宫内节育器脱落的问题。对于哺乳期妇女放置宫内节育器，因哺乳期卵巢功能低下，子宫小而软等特点，在放置宫内节育器时应避免子宫穿孔，哺乳期闭经妇女在放置宫内节育器时应先排除妊娠以后才能放置。

(4)外用杀精剂：可以选用外用杀精剂用于产后避孕。

(5)哺乳闭经避孕：一方面哺乳为婴儿提供理想和无菌的营养品，可增加婴儿对一些疾病的免疫力；另一方面哺乳可抑制排卵，有避孕的效果。如果产后满6个月，月经复潮、开始给婴儿添加辅食，则需要选择其他避孕方法。

2.产后或哺乳期不宜采用的避孕方法

由于长效或短效复方口服避孕药含有雌、孕激素的复合物，故哺乳期均不宜使用。复方口服避孕药能使乳汁分泌减少，并使乳汁内的蛋白质及脂肪含量减少，乳汁的营养成分受影响，所以在产后哺乳期内，月经恢复之前，不宜口服复方短效和长效避孕药。在哺乳期内由于阴道较干燥，不适用避孕药膜。产后或哺乳期也不宜选择安全期避孕的方法。

(四)产后活动

产后卧床休息时应在床上活动，如翻身、抬腿、收腹、提肛等，并尽早下床活动。

六、健康指导

(一)饮食起居

告知产妇居室应清洁通风，合理饮食，保持身体清洁。注意休息，至少3周后才能进行家务劳动。

(二)适当活动及产后康复锻炼

告知产妇产后尽早适当活动及产后康复锻炼的意义。可以结合产妇自身的情况,运动量由小到大,由弱到强循序渐进练习。

(三)出院后喂养

指导产妇充分知晓母乳喂养的重要性;教会产妇注意乳房卫生,上班的产妇可以挤出乳汁存放于冰箱内,婴儿需要时由他人哺喂,下班后及节假日坚持自己喂哺;告知产妇及家属如遇到喂养问题可选用的咨询方法,如医院的热线电话、社区支持组织的具体联系方法和人员等。

(四)计划生育指导

产妇知道产后 42 天之内禁止性交,若产后已恢复性生活,应采取避孕措施,哺乳者以工具避孕为宜,不哺乳者可选用药物避孕。

(五)产后检查指导

告知产妇于产后 42 天带孩子一起来医院进行一次全面检查,以了解产妇全身情况,特别是生殖器官的恢复情况,婴儿发育情况。

第四节　母乳喂养常见问题临床护理

一、乳房肿胀

有时产妇在分娩后 2～3 天出现乳房肿胀情况,这时多为正常的生理现象——俗称“下奶”。由于乳房充血、乳汁充盈,产妇感觉乳房肿胀,发沉,观察乳房皮肤发亮、绷紧,有时能够清晰地看到乳房皮肤上静脉血管走形。由于乳房肿痛,产妇拒绝他人碰乳房,部分产妇还有发热的情况。责任护士应帮助产妇正确地解决问题,使产妇安心,继续保持让新生儿频繁有效地吸吮乳房,疏通乳腺导管,解除肿胀。

(一)护理前评估

分娩后 2～3 天时,大部分产妇会感觉到乳房突然变得又肿又沉,有的产妇还会主诉乳房疼痛，怀疑自己得了乳腺炎。责任护士应进行评估，并根据评估情况给予具体指导。

(1)了解乳房肿胀程度，乳腺管是否通畅(按压乳晕时，能够观察到乳汁流出)。

(2)新生儿吸吮情况，如每天吸吮的次数(按需哺乳或 8～12 次/天)、每次吸吮时间(按需吸吮或每次 30 分钟以上)。

(3)乳头是否有皲裂或吸吮后乳头变形(如有皲裂或乳头变形可能是由于新生儿没有含接好乳房而进行的无效吸吮，即新生儿含接产妇乳房时只含接了乳头，使乳汁不能有效排出，同时也破坏了乳头)。

(4)评估产妇托起乳房的方法是否正确(产妇如果使用剪刀式，或产妇哺乳时用手指按压在新生儿鼻子上方的乳房上，这些手法是不正确的托起乳房的方法，容易使整个乳房或乳房局部出现肿胀)。

(5)询问产妇是否为新生儿添加了配方奶或使用了安慰奶嘴，使新生儿出现了乳头错觉。

(二)护理诊断

乳房肿胀与下奶或托起乳房手法、新生儿含接姿势不正确有关。

(三)护理目标

(1)产妇乳房肿胀缓解或消失。

(2)产妇掌握正确的托乳房方法。

(3)产妇掌握让新生儿正确含接乳房的方法及判断含接正确的征象。

(4)产妇能够正确处理乳房肿胀。

(四)一般护理措施

1.根据评估结果指导产妇

如果评估后只是正常的下奶过程出现的现象，指导产妇继续按需哺乳即可。

2.具体措施

(1)新生儿含接乳房姿势不正确：指导产妇再次哺乳时应让新生儿含住乳头和乳晕，这样才能做好有效吸吮。教会产妇让新生儿正确含接的技巧和判断征象(抱好新生儿，新生儿脸部对准母亲乳头，用乳头刺激新生儿口周围，等到新生儿嘴张大时，顺势将乳头和乳晕放入新生儿口中，新生儿吸吮时，产妇不应感觉乳头很痛。观察新生儿口部，嘴唇应像鱼唇一样张开，能够看到上、下嘴唇的黏膜，脸颊是鼓起的)。

(2)产妇手托乳房的姿势不正确：正确的托乳房姿势是手“C”字形托起乳房，

拇指与其余四指分开，拇指放在乳房的上部，其余四指放在乳房的下部靠近乳房根部，手指不能离乳头太近，避免影响新生儿含接乳房。使用剪刀式方法夹住乳房，只是在产妇射乳反射特强烈时使用，是为了避免新生儿吸奶的时候被乳汁呛咳。

(3)如果是局部乳腺管不通畅引起的肿胀，可以帮助产妇使用热敷、按摩的方法促进乳腺管通畅。具体方法：将清洁毛巾浸泡在 50 ℃左右的热水中，拧干后热敷在乳房上。热敷 3～5 分钟后，开始按摩乳房，指导产妇自己做或帮助产妇做都可以。一只手"C"字形托住乳房，另一只手的鱼际或小鱼际按压在乳房肿胀部位或有硬结的地方，顺时针按压，开始先轻轻按摩，观察产妇是否能耐受，逐渐增加按压力度。按照乳腺的解剖结构，先从邻近乳头的肿胀部位开始按摩，逐渐移向乳房上方，这样使靠近乳头的乳腺组织内瘀积的乳汁首先排出，后边的乳腺管通畅后乳汁自然流出。按摩时应注意按摩的手不要在乳房皮肤上滑动，以减少按摩时对皮肤的损伤；按摩时注意按摩力度，不能暴力按摩，以免乳房深部组织有损伤和水肿，造成乳汁排出困难。热敷和按摩可以重复进行，按摩后最好让新生儿吸吮，如果新生儿睡觉或不吸吮，可以用手或吸奶器吸出。如果肿胀遍及整个乳房，应先按摩乳晕部位，挤出乳汁，使乳晕组织变得柔软，方便新生儿有效地含接乳房，可以按摩、新生儿吸吮、挤奶交替进行，直至乳房的乳腺管全部疏通，乳房变柔软。乳房肿胀严重时，如果产妇能够接受的话可以先冷敷，减少乳房组织充血。

(4)产妇没有做到按需哺乳：告诉产妇按需哺乳的重要性。按需哺乳就是只要产妇觉得乳房胀奶或新生儿想吃就喂，不要限定哺乳的间隔时间和新生儿在乳房上吸吮的时间。

(5)产妇为新生儿添加了配方奶和使用了安慰奶嘴：告诉产妇配方奶由于蛋白质分子较大不好消化，因此添加后使新生儿产生饱腹感，减少了新生儿在母亲乳房上吸吮的次数，产妇乳汁不能有效排空，一方面可造成乳房瘀积肿胀，另一方面，由于乳房不能频繁排空，可造成产妇的泌乳量逐渐减少。使用奶瓶或安慰奶嘴还会造成新生儿乳头错觉，使得母乳喂养更加困难。

(6)哺乳时新生儿要有效含接(将母亲乳房的乳头和乳晕含在口中吸吮)。

(五)结果评价

健康宣教和帮助产妇乳腺管疏通后，应该定期评价，观察产妇是否掌握了正确的喂奶、新生儿正确的含接、托起乳房的姿势；观察新生儿小便情况，是否得到了充足的乳汁；产妇乳房肿胀是否有缓解；产妇哺乳时的感受是否轻松愉快；新生儿吸吮后是否满足;产妇是否继续给新生儿添加配方奶和使用安慰奶嘴等。对于产妇没有改正或掌握的地方,责任护士应该继续给予指导和帮助,指导产妇全面掌握,保持母乳喂养新生儿。

乳房肿胀最好的方法是预防,应在孕期或产妇下奶之前做好健康教育。分娩后在产房开始进行母婴皮肤接触、早吸吮和早开奶,使产妇做到让新生儿频繁有效吸吮,加之正确的喂奶姿势和新生儿含接姿势,乳房肿胀就不会或很少发生。

二、乳头皲裂

产妇分娩后开始母乳喂养,如果喂奶姿势不正确或新生儿含接姿势不当,会很快出现乳头皲裂现象。乳头皲裂后产妇哺乳时感到疼痛,易造成其放弃母乳喂养,如果护理不当可造成乳腺炎。因此,应积极预防和纠正,促进皲裂愈合。

(一)护理前评估

产妇分娩后,哺乳不久开始主诉乳头疼痛或破溃,责任护士每天查房时应注意评估产妇乳房、喂奶姿势、新生儿含接姿势等情况。观察产妇哺乳后乳头是否有变形(哺乳后乳头出现压扁或乳头最前端出现横线);乳头皲裂部位、程度;产妇使用吸奶器是否正确。

(二)护理诊断

乳头皲裂与不正确的哺乳体位、新生儿含接姿势和不正确地使用吸奶器有关。

(三)护理目标

(1)产妇掌握正确的各种哺乳体位。

(2)产妇能使新生儿正确地含接乳房。

(3)产妇能继续保持母乳喂养。

(4)产妇不发生乳腺炎。

(5)产妇正确使用吸奶器。

(四)一般护理措施

1.指导产妇使用正确的哺乳体位

分娩后第一天产妇多疲劳,无论剖宫产或自然分娩,分娩后第一天都应该好好卧床休息,在此期间责任护士应该指导产妇卧位哺乳。分娩后第二天,鼓励产妇下床活动,可以指导产妇坐位或环抱式哺乳(又称橄榄球式或抱球式)。重点应该告诉产妇无论使用什么姿势哺乳都应该做到以下几点:①产妇哺乳时,应使新生儿贴近自己，新生儿头部和身体呈一条直线（不扭曲）；②新生儿的脸部对准产妇乳房；③产妇与新生儿三贴，即胸贴胸、腹贴腹、新生儿的下颏贴产妇的乳房；④产妇哺乳时不仅要托住新生儿头部，还要托住其臀部（大婴儿只需托住上身即可）。

2.教授正确含接乳房

乳头皲裂发生的主要原因是新生儿没有正确含接乳房，因此，指导产妇每次哺乳时都应该让新生儿含住乳头和大部分乳晕。如果产妇乳晕小，新生儿含接时应将乳头和全部乳晕都含在口中，新生儿吸吮产妇不应感觉到乳头疼痛。另外，产妇哺乳后乳头不应变形。如果有疼痛或乳头变形，应叮嘱产妇在下次哺乳时应该让新生儿含得更多。反复含接不好者还应检查新生儿是否有舌系带过短的问题。

3.已经发生乳头皲裂时的措施

如果已经发生乳头皲裂，除了指导产妇纠正新生儿含接乳房的姿势以外，应鼓励产妇继续母乳喂养，如果产妇感觉特别疼痛，可以开始哺乳时让新生儿吸吮健侧乳房，吸吮一会儿后再转移到乳头皲裂的乳房上。哺乳后，可以将乳汁挤出几滴涂到乳头上，暴露几分钟再穿好衣服，如果衣服对皲裂的乳头有摩擦引起疼痛，可以使用乳头护罩。也可以使用专用的乳头修复膏（主要成分为羊毛脂），促进皲裂愈合。禁止使用药膏一类的物质，因为哺乳时需去除这些物质，清洗过程中会将乳晕上自然分泌的油脂也清除掉，使得乳晕皮肤干燥，更容易发生皲裂（乳晕上的蒙氏结节分泌类似油脂样物质，起到润滑和防止皲裂的作用）。

4.清洁问题

指导产妇哺乳时注意清洁乳房，按需哺乳，排空乳房，避免因乳汁瘀积、乳头皲裂、细菌逆行感染而发生乳腺炎。

5.吸奶器的选择与使用

指导产妇正确使用吸奶器，选择吸奶器罩杯与自己乳房相匹配的，吸引乳汁时应使乳头位于抽吸管腔中央，避免乳头在管壁上摩擦而发生损伤或皲裂。

（五）结果评价

责任护士经常评估产妇哺乳姿势、新生儿含接姿势等，纠正姿势后，观察皲裂乳头的愈合情况。鼓励产妇继续母乳喂养，只要不良的哺乳姿势纠正后，皲裂的乳头应该很快愈合。

产妇乳头皲裂是放弃母乳喂养的最常见原因，因此应该做好健康宣教和预防工作。在孕期或产妇分娩后应教会或及时指导产妇正确的哺乳姿势和新生儿的含接姿势，避免发生乳头皲裂。如果已经发生乳头皲裂，应寻找原因，及时纠正，促进乳头皲裂愈合。指导产妇正确选择和使用吸奶器。

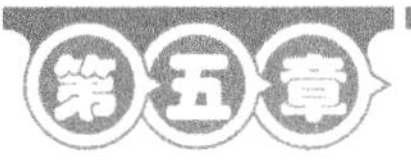

第五章 儿科临床护理

第一节 颅内高压症临床护理

颅内压为颅腔内容物所产生的压力，颅腔内容物包括脑、脑膜、颅内血管(约占 7%)、脑脊液(约占 10%)，以及病损物，如血肿、肿瘤等。当颅内容物任何一部分增加时，颅内压将会增高，若颅内压的增高超过颅腔代偿能力(全颅腔代偿空间仅 8%～15%)时，即出现颅内压增高的临床表现，称为颅内高压症。颅内感染、严重全身感染、脑缺氧缺血、中毒、代谢紊乱等导致的急性脑水肿是患儿颅内高压症的常见病因。该综合征为儿科常见危重症之一，严重颅内高压常危及生命，在抢救治疗过程中，需要严密监护与护理。

一、临床表现

患儿脑水肿的临床表现与病因、发展速度、有无占位性病变及其所在部位有密切关系。儿科最多见的是感染所致的急性脑水肿，临床主要表现为急性颅内高压症。归纳起来可有以下临床表现。

(一)剧烈头痛

头痛特点为弥漫性和持续性，清晨较重，用力、咳嗽、身体前屈或颠簸、大量输液可使之加剧。婴幼儿则表现为烦躁不安、尖声哭叫，有时拍打或撞击头部。

(二)喷射性呕吐

呕吐与饮食无关，不伴恶心，常频繁出现，有时可表现为非喷射性。婴幼儿出现无其他诱因的频繁呕吐，往往提示第四脑室或后颅凹占位性病变。

(三)精神症状及意识改变

(1)一般情况下，细胞毒性脑水肿因神经元受累，较早出现神经精神症状，可有性格改变，如烦躁不安、不认识家人、哭闹、精神萎靡或嗜睡等。

(2)大脑皮质广泛损害及脑干上行网状结构受累时,患儿不能维持觉醒状态,出现程度不等的意识障碍,并有迅速加深倾向,可于短期内昏迷。

(3)血管源性脑水肿累及神经元较晚,出现症状亦较晚,常在颅内高压明显时方出现症状。

(四)肌张力改变及惊厥

脑干、基底节、大脑皮质和小脑某些部位的锥体外系受压迫,表现为肌张力显著增高,可出现去大脑强直(伸性强直、伸性痉挛、角弓反张)和去皮层强直(病变在中脑以上,患儿一侧和双侧上肢痉挛,呈半屈曲状,伴下肢伸性痉挛),新生儿常见肌张力减低,脑疝时肌张力减低。惊厥也是脑水肿常见症状,甚至可出现癫痫样发作或癫痫持续状态。

(五)眼部改变

眼部改变多提示中脑受压。可有眼球突出、球结膜充血与水肿、眼外肌麻痹、眼内斜(展神经麻痹)、眼睑下垂(提上睑肌麻痹)、落日眼(颅前凹压力增高)、视野缺损、瞳孔改变(双侧不等大、扩大、忽大忽小、形态不规则、对光反应迟钝或消失),其中瞳孔改变具有重要临床意义。眼底检查:视盘水肿在急性脑水肿时很少见,尤其在婴幼儿更为罕见,有时仅见视网膜反光增强,眼底小静脉曲张,小动脉变细。慢性颅内高压时易出现典型视盘水肿。

(六)呼吸不规则

严重颅内高压时,脑干受压可引起呼吸节律不规则,如呼吸暂停、潮式呼吸、下颌呼吸、抽泣样呼吸,多为脑疝前驱症状。新生儿常见呼吸减慢。

(七)血压升高

颅内高压时,交感神经兴奋性增强或脑干缺血、受压、移位,可使延髓血管运动中枢发生代偿性加压反应,引起血压升高,收缩压常升高>2.7 kPa(20 mmHg),可有脉压增宽,血压音调增强,也可伴缓脉。

(八)头部体征

婴儿可出现前囟膨隆、张力增高,有明显脱水的婴儿前囟不凹陷,往往提示颅内高压的存在。在亚急性或慢性颅高压婴幼儿常出现颅缝裂开(<10 岁的儿童也可出现,常使早期颅内高压症状不典型)、头围增大、头面部浅表静脉怒张、破壶音等体征。

(九)体温调节障碍

下丘脑体温调节中枢受累,惊厥或肌张力增高致产热增加,交感神经麻痹致汗腺分泌减弱、散热减少等原因,可引起高热或超高热。

(十)脑疝

脑疝是因颅内压明显增高,迫使较易移位的脑组织在颅腔内的位置发生改变,导致一系列临床病理状态。若发生嵌顿,则压迫邻近脑组织及脑神经,引起相应症状和体征,属颅内高压危象。典型的先兆表现为意识障碍、瞳孔扩大及血压增高伴缓脉,称 Cushing 三联症。小脑幕切迹疝(又称颞叶钩回疝、天幕疝或颞叶疝)和枕骨大孔疝(又称小脑扁桃体疝)为常见的脑疝类型,前者临床主要表现为双侧瞳孔不等大,病侧瞳孔先缩小后扩大,对光反应迟钝或消失,伴昏迷加深或呼吸不规则等;后者主要表现为昏迷迅速加深,双侧瞳孔散大,对光反应消失,眼球固定,常伴呼吸心搏骤停。

与成人颅内高压症以头痛、呕吐、视盘水肿为三大主征不同,小儿急性颅内高压症以呼吸不规则、意识障碍、惊厥、瞳孔改变、血压升高、呕吐等临床表现更为常见。因小儿不能自述头痛,似乎出现较少,在婴幼儿急性颅内高压视盘水肿亦很少见。

二、诊断

(一)病因

是否存在导致脑水肿或颅内高压的病因。

(二)症状和体征

有学者提出的小儿急性脑水肿诊断标准已在国内外推广,包括 5 项主要指标和 5 项次要指标,具备 1 项主要指标及 2 项次要指标,即可诊断。

1.主要指标

(1)呼吸不规则。

(2)瞳孔不等大或扩大。

(3)视盘水肿。

(4)前囟隆起或紧张。

(5)无其他原因的高血压(血压>年龄×2+100)。

2.次要指标

(1)昏睡或昏迷。

(2)惊厥和(或)四肢肌张力明显增高。

(3)呕吐。

(4)头痛。

(5)给予甘露醇 1 g/kg 静脉注射 4 小时后,血压明显下降,症状、体征随之好转。

(三)辅助检查

颅压测定与头颅 CT 或 MRI 可提供颅内高压或脑水肿的证据。

1.颅内压测定

临床常用的颅内压测定方法为脑脊液压力直接测定法,可采用腰椎或脑室穿刺测压法。

(1)脑脊液循环正常情况下,侧卧位脑脊液与脊髓腔终池脑脊液压力相等,故可用腰穿所测脑脊液压力代表颅内压;因而腰椎穿刺测压在临床最常用,具有简便、易于操作之优点。但在脑脊液循环梗阻时,所测压力不能代表颅内压力。且颅内压增高时,引流脑脊液过快可导致脑疝。临床应用时应慎重掌握指征和方法,术前 30 分钟静脉推注甘露醇,可防止脑疝的发生。

(2)脑室穿刺测压具有安全、准确,并可行控制性脑脊液引流,控制颅压增高之优点。但弥漫性脑水肿时,脑室被挤压变窄,穿刺不易成功,临床应用受到一定限制。其他测颅压方法还有在硬膜外植入传感器或前囟非损伤性测压方法。

(3)直接测压法颅内压正常值目前尚无统一标准,大致范围为:新生儿 $<$0.1 kPa(14 mmH_2O),婴儿 $<$ 0.8 kPa(80 mmH_2O),儿童 $<$ 1.0 kPa(100 mmH_2O)。颅内高压诊断标准:国内多采用虞佩兰制定的标准,即新生儿 $>$0.8 kPa(80 mmH_2O)、婴幼儿 $>$1.0 kPa(100 mmH_2O)、3 岁以上 $>$2.0 kPa(200 mmH_2O),可诊断为颅内高压。

2.CT 与 MRI

电子计算机断层扫描(CT)与磁共振成像(MRI)是目前临床早期诊断脑水肿最可靠的方法。

3.B 超

在前囟未闭的婴儿,经前囟行头颅 B 超扫描,可诊断较重的脑水肿,并可测到侧脑室及第三脑室的大小。

4.多普勒超声(TCD)

经颅多普勒超声可床边、无创、连续观察患儿脑血流频谱变化,间接判断脑水肿的存在。

三、治疗

(一)抗脑水肿

儿科常用抗脑水肿药物有甘露醇、呋塞米及地塞米松,也可根据病情选择甘油、清蛋白、高渗盐水或过度通气方法。目前对过度通气疗效的评价尚有争议,一般不主张过度通气。

(二)液体疗法

应边脱边补,使患儿处于轻度脱水状态,但需维持正常皮肤弹性、血压、尿量及血清电解质。应将平均动脉压维持在正常高限水平,以保证有效脑灌注压。

(三)其他

原发病治疗;对症治疗等。

四、监护

(一)生命体征监护

在生命体征监护过程中,重点应明确生命体征的变化属于正常反应还是异常变化、生命体征的变化与颅高压有无直接关系、是否属于危重信号。

1.体温

高热可引起脑组织代谢增加,加重脑缺氧,使已损伤的脑组织损害进一步加重,需持续监护、及时处理。中枢性发热:体温升高幅度较大,常为高热或超高热,不易控制,处理以物理降温为主,必要时行冬眠疗法。周围性发热:体温升高幅度较小,多由于合并感染所致,有效控制感染则容易控制。降温措施多采取物理、药物相结合。

2.心率

心血管调节中枢受压,可引起心率波动,出现心动过速或过缓。严重颅内高压时,常出现心率缓慢。

3.呼吸

应注意呼吸幅度和节律改变,呼吸表浅、不规则,预示颅高压严重。

4.血压

颅内高压时血压过高、过低均对病情不利,应使血压维持在保证有效脑血流灌注的最佳范围。对颅内高压引起的血压增高,不可盲目用降压药,应以降颅压、利尿治疗为主。

(二)神经系统临床监护

1.意识监护

意识是指患儿对语言或疼痛刺激所产生的反应程度,意识状态和意识改变是判断病情轻重的重要标志之一,可直接反映中枢神经系统受损及颅内压增高的程度。可利用声、光、语言、疼痛刺激对小儿的意识状态进行判断。Glasgow评分有利于对昏迷程度进行动态观察,总分数为15分,分数越低意识障碍程度越重,<8分即为重度。但应用镇静剂、气管插管或气管切开等情况时,可使一些项目无法完成。临床上意识状态分类如下。

(1)清醒:意识存在,对外界刺激能做出正确的应答。

(2)嗜睡:意识存在,对刺激有反应,唤醒后可作出正确应答,但刺激停止很快入睡。

(3)昏睡:呈深度睡眠,难以唤醒,给予强刺激能唤醒,回答问题简单,常不正确,反应迟钝,维持时间短。

(4)浅昏迷:意识基本丧失,不能唤醒,对疼痛刺激有防御性运动,深浅反射存在。

(5)昏迷:意识丧失,对疼痛刺激反应迟钝,对强刺激可有反应。浅反射消失,深反射减弱或亢进,常有大小便失禁。

(6)深昏迷:对任何刺激无反应,各种反射完全消失。

在意识监护过程中应重点观察三方面的问题:①有无意识障碍;②意识障碍的程度如何;③意识障碍的变化趋势。随意识障碍逐渐加重,Glasgow评分逐渐下降,常提示病情加重或恶化。

2.瞳孔监护

对瞳孔进行动态观察,有助于判断病情、治疗效果和及早发现脑疝。在病情危重的患儿或瞳孔已出现异常时,应在短时间内反复观察瞳孔大小及对光反应。

3.症状、体征监护

观察有无头痛、呕吐、惊厥、肢体肌力、肌张力、病理征等与神经系统病变有关的症状和体征,并记录其形式、发作次数、持续时间及程度等情况。

(三)颅内压监护

颅内压监护的方法主要有脑室内测压、硬膜外测压及硬膜下测压3种方法,其中硬膜外测压法由于硬脑膜保持完整,感染机会较少,比较安全,监测时间可较长。但3种方法均为有创性,儿科应用受到一定限制。应根据患儿病情,权衡利弊，而决定是否监护及采取的方法。近年来，对无创性颅内压监护仪的研究取得一定进展，对前囟未闭的婴幼儿，可进行无创性前囟测压。还有根据颅内压升高时视觉诱发电位的间接反映颅内压的方法，但其准确性尚待临床总结和验证。在颅内压监测过程中，如颅内压＞2.0 kPa(15 mmHg)，持续 30 分钟以上时需做降颅内压处理。脑灌注压(CCP)＝平均动脉压(MAP)－颅内压(ICP)，治疗过程中需维持脑灌注压 5.3～6.7 kPa(40～50 mmHg)。

(四)脑血流监护

可利用经颅多普勒超声(TCD)仪探测脑内动脉收缩、舒张及平均血流速度，间接推算出脑血流情况。脑血流持续处于低流速状态，提示颅内高压。当颅内压增高致脑灌注压为零时，多普勒超声可表现为 3 种形式：①收缩/舒张期的交替血流。②尖小收缩波。③信号消失。

交替血流和尖小收缩波频谱为脑死亡患儿最常见多普勒超声改变。

(五)脑电活动监护

1.床旁脑电图监护

利用便携式笔记本电脑脑电图，可进行床旁脑电监护。临床转归与脑电图变化的严重程度有密切关系，有文献报道，轻度脑电图异常者均可治愈，中度异常者多数可完全或基本恢复，后遗症和死亡率较低(10%左右)，高度异常者，预后差，后遗症和死亡率均高(57%)。脑电图出现平坦波(高增益下＜2 μV)提示脑死亡。

2.录像脑电图监护

录像脑电图不仅能连续监测脑电活动变化，还可同时观察到患儿惊厥发作的形式，在排除非痉挛性发作，确定癫痫性发作类型，评价脑电与临床的关系，可提供准确而可靠的证据。

(六)局部脑氧监测

使用专门设备可经皮进行脑局部脑氧合监测，为无创监测手段，可评估监测局部脑灌注及氧储备，比全身参数或实验室检查更早提供脑缺氧预警，目前尚处于应用初始阶段。

五、护理

(1)患儿卧床时将床头抬高 15°～30°，以利颅内血液回流。但当有脑疝前驱症状时，则以平卧位为宜。

(2)用冰枕或冰帽保持头部低温,对体温高者及时给予降温处理。

(3)维持液体匀速输入,避免快速大量输液。

(4)按时按要求应用脱水剂。发生脑疝时快速滴注或注射20%甘露醇2 g/kg,并做好气管插管、侧脑室穿刺减压引流的准备。

(5)防止颅内压骤然增高,及时吸痰、注意舌后坠,保持呼吸道通畅。避免患儿用力、咳嗽,避免用力压迫患儿腹部等。当患儿有尿潴留时给予导尿,出现便秘时可行低压小量灌肠。

(6)对于昏迷患儿注意眼、口、鼻及皮肤护理,防止暴露性角膜炎、中耳炎、口腔炎、吸入性肺炎及压疮。

(7)及时止惊,在应用止惊药过程中,注意发生呼吸及心血管功能抑制。

第二节　暴发性心肌炎临床护理

暴发性心肌炎起病急骤,呈暴发性,进展快,病死率高,且临床症状不典型,极易误诊、漏诊,因此成为儿科相关领域关注的热点之一。

一、临床表现

绝大多数的心肌炎是由病毒感染引起,肠道病毒和呼吸道病毒感染为常见,轮状病毒除经常侵犯胃肠道、呼吸道外也可引起心肌损害和病毒性心肌炎,甚至导致心源性休克或猝死。心肌炎的临床表现轻重悬殊,轻者可无症状或亚临床经过;早期的暴发性心肌炎所致的心功能不全可仅表现为窦性心动过速,临床上常被忽视而易漏诊;重者则暴发心源性休克或急性充血性心力衰竭,于数小时或数天内死亡或猝死。

(一)典型病例

典型病例在心脏症状出现前2周内有呼吸道或肠道感染,可伴有中度发热、咽痛、腹泻、皮疹等症状,继而出现心脏症状。主要包括疲乏无力、食欲缺乏、恶心、呕吐、呼吸困难、面色苍白、发热,年长儿可诉心前区不适、心悸、头晕、腹痛、肌痛,检查多有心尖区第一心音低钝,可有奔马律,心动过速或过缓,或有心律失常,因合并心包炎可听到心包摩擦音,心界正常或扩大,血压下降,脉压缩小。

(二)重症病例

重症病例多有充血性心力衰竭,起病多较急骤。患儿可诉心前区疼痛、头晕、心悸,部分患儿以严重腹痛或肌痛起病,病情进展急剧,呼吸困难、端坐呼吸、烦躁不安、面色发绀,心音低钝、奔马律或严重心律失常,双肺出现湿啰音,肝大有压痛,皮肤湿冷、多汗、脉搏细弱、血压下降或不能测出。

(三)新生儿时期

新生儿时期柯萨奇 B 组病毒感染引起的心肌炎,病情严重,常同时出现其他器官的炎症,如脑膜炎、胰腺炎、肝炎等,一般在生后 10 天内发病,起病突然,出现发热、拒食、呕吐、腹泻及嗜睡,有明显的呼吸困难和心动过速,迅速发生急性心力衰竭。

二、诊断

(一)暴发性心肌炎临床诊断依据

(1)心功能不全、心源性休克或心脑综合征。

(2)心脏扩大(X 线、超声心动图检查具有的表现之一)。

(3)心电图改变:以 R 波为主的 2 个或 2 个以上主要导联(Ⅰ、Ⅱ、aVF、V_5)的 ST-T 改变持续 4 天以上伴动态变化,窦房传导阻滞、房室传导阻滞,完全性右或左束支传导阻滞,成联律、多形、多源、成对或并行期前收缩,非房室结及房室折返引起的异位性心动过速,低电压(新生儿除外)及异常 Q 波。

(4)肌酸激酶同工酶(CK-MB)升高或心肌肌钙蛋白阳性。

(二)暴发性心肌炎的临床特点

(1)起病均为非特异性流感样表现。

(2)病情迅速恶化,短时间内出现严重的血流动力学改变,临床表现为严重心功能不全等心脏受累征象。

(3)心肌活检显示广泛的急性炎症细胞浸润和多发型心肌坏死灶。

(4)1 个月内完全康复或死亡(少数)。

(5)免疫抑制剂治疗只能减轻症状而不能改变疾病的自然病程。

三、治疗

(一)抗病毒治疗

1.利巴韦林

10～15 mg/(kg・d)分 2 次静脉滴注。

2.干扰素

5～100 000 U/(kg·d),肌内注射,7～10 天。

(二)心肌能量代谢赋活剂

用于改善心肌能量代谢,常用1,6-二磷酸果糖(FDP)100～200 mg/(kg·d),每天1次,7～10天;辅酶Q10 10 mg,每天2次;磷酸肌酸1～2 g/(kg·d)静脉滴注;维生素C 100～200 mg/(kg·d)分次给予;心肌极化液静脉滴注等。

(三)肾上腺皮质激素(简称激素)

应用激素具有抗炎、解毒、抗休克作用,可改善心肌功能和机体一般状况,但也可抑制干扰素合成,尤其在病程早期,有利于病毒繁殖,加重病情,应用有一定的争议。多用于重症患儿,特别是心源性休克和严重心律失常。可静脉滴注甲泼尼龙10 mg/(kg·d)(可分2次给予)或氢化可的松5～10 mg/(kg·d),连用3天,以后逐渐减量,改为口服泼尼松或甲泼尼龙,至3～4周停用。

(四)免疫调节剂

1.丙种球蛋白

静脉注射丙种球蛋白可降低心肌的各种炎症反应,还可以直接清除病毒,阻止病毒入侵心肌细胞,抑制病毒感染后的免疫损伤。近年来国内外文献均有报道应用大剂量丙种球蛋白治疗暴发性心肌炎的成功案例,2 g/kg,单剂24小时静脉滴注,或400 mg/(kg·d)共3～5天静脉滴注。

2.胸腺素

有增加细胞免疫功能和抗病毒作用。

3.其他

如聚肌胞、转移因子等可增强免疫功能,防止反复感染。

(五)严重心律失常

本病心律失常产生的基础是心肌病变,其消除取决于病变的吸收和电生理改变的恢复,抗心律失常药物并不能解决根本问题。应积极治疗原发病,对心功能无明显影响的心律失常一般不需要药物控制,如出现威胁生命的心律失常需及时纠正。室性期前收缩或部分室上性期前收缩可用胺碘酮等治疗,严重房室传导阻滞应用异丙肾上腺素时注意血压的变化,有阿斯发作者可安装心脏临时起搏器,必要时可用电复律控制心室颤动、室性心动过速。

(六)急性心力衰竭

(1)镇静供氧。

(2)适当利尿以减轻容量负荷(前负荷),常用静脉注射呋塞米(每次 1～2 mg/kg,每 6～12 小时 1 次)或布美他尼(每次 0.01～0.1 mg/kg,每 8～12 小时 1 次),以小剂量开始,病情稳定后改口服维持。同时加用保钾利尿剂(如螺内酯或氨苯蝶啶)以避免造成低钾血症。

(3)应用血管活性药物以增强心肌收缩力,血压正常时宜应用磷酸二酯酶抑制剂,其通过减少环腺苷酸(cAMP)降解,提高细胞内环腺苷酸浓度,增加 Ca^{2+} 内流产生正性肌力作用,使心排量及每搏输出量增加,心室充盈压及体肺循环阻力降低,但并不增加心肌氧耗量和心率。常用药物氨力农负荷量 0.75～1.0 mg/kg,维持量 5～10 μg/(kg·min);米力农负荷量 50 μg/kg,维持量0.25～0.75 μg/(kg·min)。负荷量在 30～60 分钟内均匀静脉输入。短期静脉应用为宜,一般不超过一周。或应用 β-肾上腺素受体激动剂(儿茶酚胺类),其主要与心肌细胞膜 β_1 受体结合,增强心肌收缩力和心排血量。常用药物多巴酚丁胺 5～20 μg/(kg·min),或多巴胺 5～10 μg/(kg·min),由小剂量开始,微量输液泵调控速度。多巴酚丁胺对血压、外周血管阻力影响小,而多巴胺大剂量在 10～20 μg/(kg·min)则有 α 肾上腺素能作用,升高血压。当出现心源性休克时则给予输液维持有效血容量(每次 10 mL/kg),可与多巴酚丁胺、多巴胺联合应用,或给予肾上腺素维持输注。

(4)新一代抗心力衰竭药物左西孟旦可用于暴发性心肌炎伴急性心力衰竭及心源性休克患儿。其为钙增敏剂,通过与心肌肌钙蛋白 C 结合增加心脏钙蛋白 C 对钙离子的敏感性,增强心肌收缩力、心排血量,扩张血管,降低前后负荷,在改善心泵功能时不增加心肌氧耗和心率。治疗剂量为负荷量 12 μg/kg 静脉注射(>10 分钟),以后 0.05～0.2 μg/(kg·min),一般应用 6～24 小时。

(七)人工机械辅助装置

如支持性药物不能有效救治患儿的严重血流动力学障碍,则可应用心室辅助装置(VAD)或体外膜肺氧合(ECMO)。心室辅助装置仅能提供心脏的支持而不能提供肺脏的支持,体外膜肺氧合不仅能提供双心室支持而且还可以支持肺脏功能,以保证全身其他脏器功能的稳定。应用这些体外心肺支持的辅助装置抢救危重心肌炎患儿是提高救治成功率的一项重要措施。

四、护理

(1)卧床休息一般应休息至症状消除后 3～4 周,有心力衰竭者休息应≥6 个月。

(2)氧疗暴发性心肌炎伴急性心力衰竭时体循环动脉氧分压通常降低，导致组织无法得到足够的供氧，所以须供氧以满足组织代谢的需要。一般可采用面罩或头罩吸氧，若缺氧无法改善则使用呼吸机辅助通气供氧，维持动脉最高氧分压≥9.3 kPa(70 mmHg)，经皮氧饱和度≥90%。

(3)减少心脏做功烦躁、过度刺激、过冷或过热的环境均可造成患儿能量消耗增加和心脏做功增加，使心力衰竭症状加剧。所以，适当的镇静、调节好环境温度、治疗或护理尽量集中以避免不必要的干扰或刺激等是十分重要的。镇静可选用常规剂量地西泮或苯巴比妥钠，若严重烦躁可用吗啡，每次 0.1～0.2 mg/kg 静脉注射。

(4)维持水、电解质、酸碱平衡的稳定一方面限制水和盐的摄取以避免加重心脏负担，每天液体 50～60 mL/kg，钠 2～3 mEq/kg。另一方面需要监测出入量和血电解质以避免利尿剂应用出现水电解质失衡，根据监测结果及时调整和纠正。

(5)给予心肺监护、动脉血压、中心静脉压、经皮氧饱和度监测和床旁心电图动态监测。

第三节　心力衰竭临床护理

心力衰竭是指心脏工作能力(心脏收缩或舒张功能)下降，即心排血量绝对或相对不足，不能满足全身组织代谢的需要的病理状态。心力衰竭是儿童时期危重症之一，小儿时期心力衰竭以 1 岁以内发病率最高，其中尤以先天性心脏病引起者最多见。

一、诊断与鉴别诊断

(一)临床诊断依据

(1)安静时心率增快，婴儿＞180 次/分，幼儿＞160 次/分，不能用发热或缺氧解释者。

(2)呼吸困难，发绀突然加重，安静时呼吸为 60 次/分以上。

(3)肝大达肋下 3 cm 以上，或在密切观察下短时间内较前增大，而不能以横膈下移等原因解释者。

(4)心音明显低钝,或出现奔马律。

(5)突然烦躁不安,面色苍白或发灰,而不能用原有疾病解释者。

(6)尿少、下肢水肿,排除营养不良、肾炎、维生素 B_1 缺乏等原因所造成者。

上述(1)~(4)为临床诊断的主要依据,尚可结合其(5)、(6)检查进行综合分析。

(二)相关检查

1.胸部 X 线检查

心影多呈普遍性扩大,搏动减弱,肺纹理增多,肺门或肺门附近阴影增加,肺部淤血。

2.心电图检查

不能表明有无心力衰竭,但有助于病因诊断及指导洋地黄的应用。

3.超声心动图检查

可见心室和心房腔扩大,M 型超声心动图显示心室收缩间期延长,射血分数降低。心脏舒张功能不全时,二维超声心动图对诊断和引起心力衰竭的病因判断有帮助。

(三)鉴别诊断

1.先天性心脏病

流出道狭窄即可导致后负荷即压力负荷增加,某些流入道狭窄引起相同作用;而做向右分流和瓣膜反流则导致前负荷即容量负荷的增加。

2.继发心力衰竭

病毒性心肌炎、川崎病、心肌病、心内膜弹力纤维增生症等较多;儿童时期以风湿性心脏病和急性肾炎所致的心力衰竭最为多见;贫血、营养不良、电解质紊乱、严重感染、心律失常和心脏负荷过重等都是儿童心力衰竭发生的诱因。

二、治疗

(一)一般治疗

充分的休息和睡眠可减轻心脏负担,平卧或取半卧位。尽力避免患儿烦躁、哭闹,必要时可适当应用镇静剂,苯巴比妥、吗啡(0.05 mg/kg)皮下或肌内注射常能取得满意效果,但需警惕抑制呼吸。心力衰竭时,患儿易发生酸中毒、低血糖和低血钙,新生儿时期更是如此。给予容易消化、钠盐少及富有营养的食物。

(二)洋地黄类药物

小儿时期常用的洋地黄制剂为地高辛,可口服和静脉注射,作用时间较快,排泄亦较迅速,因此剂量容易调节,药物中毒时处理也比较容易。地高辛口服吸收率更高,早产儿对洋地黄比足月儿敏感,足月儿又比婴儿敏感。婴儿的有效浓度为 2～3 ng/mL,较大年龄儿童为 0.5～2 ng/mL。洋地黄的剂量要个体化。

1.洋地黄化

如病情较重或不能口服者,可选用毛花苷 C 或地高辛静脉注射,首次给洋地黄化总量的 1/2,余量分两次,每隔 4～6 小时给予,多数患儿可于 8～12 小时内达到洋地黄化。能口服的患儿开始给予口服地高辛,首次给洋地黄化总量的 1/3 或 1/2,余量分两次,每隔 6～8 小时给予。

2.维持量

洋地黄化后 12 小时可开始给予维持量,维持量的疗程视病情而定。①急性肾炎合并心力衰竭者往往不需用维持量或仅需短期应用;②短期难以去除病因者如心内膜弹力纤维增生症或风湿性心瓣膜病等,则应注意随患儿体重增长及时调整剂量,以维持患儿血清地高辛的有效浓度。

(三)利尿剂

当使用洋地黄类药物而心力衰竭仍未完全控制,或伴有水钠潴留和显著水肿者,宜加用利尿剂。可选用快速强效利尿剂,如呋塞米或依他尼酸。慢性心力衰竭一般联合使用噻嗪类与保钾利尿剂,并采用间歇疗法维持治疗,防止电解质紊乱。

(四)血管扩张剂

治疗顽固性心力衰竭。小动脉的扩张使心脏后负荷降低,从而可能增加心搏出量,同时静脉的扩张使前负荷降低,心室充盈压下降,肺充血的症状亦可能得到缓解,对左室舒张压增高的患儿更为适用。

1.血管紧张素转换酶抑制剂

减少循环中血管紧张素Ⅱ的浓度发挥效应,改善左室的收缩功能,防止心肌的重构,逆转心室肥厚,降低心力衰竭患儿的死亡率。卡托普利(巯甲丙脯酸)剂量为每天 0.4～0.5 mg/kg,分 2～4 次口服,首剂 0.5 mg/kg,以后根据病情逐渐加量。依那普利(苯脂丙脯酸)剂量为每天 0.05～0.1 mg/kg,1 次口服。

2.硝普钠

硝普钠对急性心力衰竭(尤其是急性左心衰竭、肺水肿)伴周围血管阻力明显增加者效果显著。在治疗体外循环心脏手术后的低心排综合征时联合多巴胺效果更佳。应在动脉压力监护下进行。剂量为每分钟 0.2 μg/kg,以 5%葡萄糖稀释后点滴,以后每隔 5 分钟,可每分钟增加 0.1～0.2 μg/kg,直到获得疗效或血压有所降低。最大剂量不超过每分钟 5 μg/kg。

3.酚妥拉明(苄胺唑啉)

α 受体阻滞剂以扩张小动脉为主,兼有扩张静脉的作用。剂量为每分钟2～6 μg/kg,以 5%葡萄糖稀释后静脉滴注。

4.其他

心力衰竭伴有血压下降时可应用多巴胺,每分钟 5～10 μg/kg。必要时剂量可适当增加,一般不超过每分钟 30 μg/kg。如血压显著下降,给予肾上腺素每分钟 0.1～1.0 μg/kg 持续静脉滴注,这有助于增加心搏出量、提高血压而心率不一定明显增快。

(五)病因治疗

先天性心脏病患儿内科治疗往往是术前的准备,手术后亦需继续治疗一个时期;心肌病患儿内科治疗可使症状获得暂时的缓解;由甲状腺功能亢进、重度贫血或维生素 B_1 缺乏症、病毒性或中毒性心肌炎等引起心力衰竭者需及时治疗原发疾病。

三、护理

(一)心力衰竭的临床表现

心力衰竭的临床表现往往与年龄相关。

1.婴幼儿心力衰竭

婴幼儿心力衰竭临床表现有一定特点,应当注意观察。常见症状为呼吸快速、表浅,频率为 50～100 次/分,喂养困难,体重增长缓慢,烦躁多汗,哭声低弱,肺部可闻及干啰音或哮鸣音。水肿首先见于颜面、眼睑等部位,严重时鼻唇三角区发绀。

2.年长儿心力衰竭

年长儿心力衰竭症状与成人相似,主要表现为乏力、活动后气急、食欲减低、腹痛和咳嗽。安静时心率增快,呼吸浅表、增速,颈静脉怒张,肝增大、有压痛,肝颈反流试验阳性。病情较重者尚有端坐呼吸、肺底部可听到湿啰音,并出现水肿,尿量明显减少。心脏听诊除原有疾病产生的心脏杂音和异常心音外,常可听到心尖区第一音减弱和奔马律。

(二)注意洋地黄毒性反应

1.禁忌证

(1)心力衰竭越重、心功能越差者,其治疗量和中毒量越接近,故易发生中毒。

(2)肝肾功能障碍、电解质紊乱、低钾、高钙、心肌炎和大剂量利尿之后的患儿均易发生洋地黄中毒。

(3)患儿洋地黄中毒最常见的表现为心律失常,如房室传导阻滞、室性期前收缩和阵发性心动过速等;其次为恶心、呕吐等胃肠道症状;神经系统症状如嗜睡、头昏、色视等较少见。

2.中毒处理

洋地黄中毒时应立即停用洋地黄和利尿剂,同时补充钾盐,小剂量钾盐能控制洋地黄引起的室性期前收缩和阵发性心动过速。轻者每天用氯化钾0.075～0.1 g/kg,分次口服;严重者每小时 0.03～0.04 g/kg 静脉滴注,总量不超过 0.15 g/kg,滴注时用 10%葡萄糖稀释成 0.3%浓度;肾功能不全和合并房室传导阻滞时忌用静脉给钾。各种病因引起的心肌炎、未成熟儿和<2 周的新生儿易引起中毒,洋地黄化剂量应偏小,可按婴儿剂量减少 1/2～1/3。

(三)注意病情发展

心脏功能从正常发展到心力衰竭,经过一段称为代偿的过程,心脏出现心肌肥厚,心脏扩大和心率增快。心率增快超过一定限度时,舒张期缩短,心排血量反而减少。心力衰竭时心排血量一般均减少到低于正常休息时的心排血量,故称为低输血量心力衰竭,但由甲状腺功能亢进、组织缺氧、严重贫血、动静脉瘘等引起的心力衰竭,体循环量增多,静脉回流量和心排血量高于正常,心力衰竭发生后,心排血量减少,但仍可超过正常休息时的心排血量,故称为高输血量心力衰竭。

由于心力衰竭时心室收缩期排血量减少,心室内残余血量增多,舒张期充盈压力增高,可同时出现组织缺氧及心房、静脉淤血。组织缺氧通过交感神经活性增加,引起皮肤内脏血管收缩,血液重新分布,以保证重要器官的血供。肾血管收缩后肾血流量减少,肾小球滤过率降低,肾素分泌增加,继而醛固酮分泌增多,使近端和远端肾曲小管对钠的再吸收增多,体内水钠潴留,引起血容量增多,组织间隙等处体液瘀积。近年来,对神经内分泌在心力衰竭发生发展中的调节作用有了新的认识。心力衰竭时心排血量减少,可通过交感神经激活肾素-血管紧张素-醛固酮系统,从而引起 β 受体-腺苷酸环化酶系统调节紊乱,使外周血管收缩,水钠潴留,以致加剧心室重塑,促进心力衰竭恶化。

心室负荷过重可分为容量负荷过重和压力负荷过重,前者在轻度或中度时心肌代偿能力较后者好些,如房间隔缺损虽然有时分流量很大,但属舒张期负荷过重,在儿童期很少发生心力衰竭。肺动脉瓣狭窄属收缩期负荷过重,心力衰竭出现更早些。主动脉瓣狭窄伴动脉导管未闭则兼有收缩和舒张期负荷过重,故在新生儿时期可致死。

第四节 急性呼吸衰竭临床护理

急性呼吸衰竭为儿科最常见的危重症,是由多种疾病引起的通气和(或)换气功能障碍导致缺氧和二氧化碳潴留,产生一系列病理生理改变的综合征。

临床将其分为两型。肺衰竭型:多由肺或气道病变所致,表现为换气和(或)通气功能障碍。泵衰竭型:多由中枢神经和神经-肌肉疾病所致,表现为通气功能障碍。

根据血气分析又分为两型。Ⅰ型呼吸衰竭:即单纯低氧血症,动脉血二氧化碳分压($PaCO_2$)正常或轻度降低,多为急性呼吸衰竭,主要见于急性呼吸窘迫综合征(ARDS)和某些呼吸衰竭的早期。Ⅱ型呼吸衰竭:即低氧血症和高碳酸血症,多为呼吸衰竭晚期或兼有急性发作的表现,常见于阻塞性通气功能障碍的肺、支气管疾病如哮喘持续状态等。

一、发病机制

(一)缺氧

1.通气障碍

肺泡通气量严重不足既导致缺氧,又可造成 CO_2 潴留。它主要因肺扩张受限制或气道阻力增加引起,正常肺扩张有赖于呼吸中枢驱动、神经传导、吸气肌收缩、横膈下降、胸廓和肺泡的扩张。上述任何一个环节的障碍如呼吸中枢抑制、呼吸肌疲劳、胸廓和肺顺应性降低等均可导致肺扩张受限,出现限制性肺泡通气不足。阻塞性肺泡通气不足主要因气道阻力增加而引起。

2.换气障碍

(1)通气血流比例失调:比值<0.8,见于肺水肿、肺炎、肺不张等;比值>0.8,

见于肺栓塞、肺毛细血管床广泛破坏、部分肺血管收缩等。

(2)弥散障碍:见于呼吸膜增厚(如肺水肿)和面积减少(如肺不张、肺实变),或肺毛细血管血量不足(肺气肿)及血液氧合速率减慢(贫血)等。

(3)单纯换气障碍所致的血气变化特点:仅有最高氧分压下降,动脉血二氧化碳分压正常或降低;肺泡气-动脉血氧分压差增大。

3.氧耗量增加

发热、呼吸困难、抽搐等均可增加氧耗量,是加重缺氧的重要原因。

(二)二氧化碳潴留

动脉血二氧化碳分压的水平取决于二氧化碳的生成量与排出量。二氧化碳的生成量增加,如发热、甲状腺功能亢进症等,极少引起动脉血二氧化碳分压升高,二氧化碳潴留主要因肺泡通气不足引起。因此,动脉血二氧化碳分压是反映肺泡通气量的最佳指标,其升高必有肺泡通气不足。

二、诊断

(一)病史

有导致呼吸衰竭的原发疾病,见表 5-1。常可通过仔细询问病史而明确。

表 5-1 不同年龄患儿呼吸衰竭常见病因

新生儿期	其他年龄期
呼吸窘迫综合征	呼吸系统疾病肺炎,毛细支气管炎,脓气胸、血胸,纵隔气肿,上呼吸道梗阻,气管异物,哮喘持续状态,急性呼吸窘迫综合征
先天鼻、咽、气管畸形,支气管肺发育不良,横膈疝,气管-食管瘘,先天性心脏病	严重感染败血症、脑膜炎、脑炎、吉兰-巴雷综合征
产伤,窒息,颅内出血,缺氧缺血性脑病,膈神经麻痹,血、气胸,吸入综合征	胸廓畸形,先天性心脏病
感染肺炎,脓、气胸,败血症,化脓性脑膜炎	颅脑、胸廓外伤及占位性病变
药物抑制母孕期用镇静剂、药物中毒	意外捂热综合征、烧伤、溺水
硬肿症、肺出血	各种中毒、休克

(二)临床表现

除有原发病表现外,主要是低氧血症和高碳酸血症所致各脏器功能的紊乱。

1.呼吸系统

(1)周围性呼吸衰竭:呼吸困难、急促、费力、鼻翼翕动、三凹征明显、点头状呼吸、呼吸音消失、发绀。早期呼吸浅速,后呼吸无力,但节律整齐。

(2)中枢性呼吸衰竭:呼吸节律不齐、深浅不匀、早期潮式呼吸,晚期出现抽泣样、叹息样、毕欧式呼吸、呼吸暂停及下颌运动等,呼吸衰竭晚期常为混合性。当呼吸减为6～8次/分提示呼吸将停止。

2.神经系统

烦躁、呻吟、头痛、多汗、肌震颤、谵妄、表情淡漠,重者昏迷、惊厥、瞳孔变化、视盘水肿、结合膜充血、脑水肿等。

3.循环系统

早期心率增快、血压上升,后则下降,心音低钝,严重者心律失常。

4.其他系统

可出现消化道出血,肝、肾功能损害等。

5.水、电解质及酸碱紊乱

可有呼吸性及代谢性酸中毒、低血钠、低血氯、低血钙,早期有高血钾,纠酸利尿后可致低血钾。

(三)辅助检查

1.血气分析

Ⅰ型呼吸衰竭最高氧分压＜6.67 kPa;Ⅱ型呼吸衰竭动脉血二氧化碳分压＞6.67 kPa,最高氧分压＜6.67 kPa。此时氧合指数最高氧分压/吸入氧浓度＜33.3 kPa。

2.血生化检查

常有呼吸性、代谢性酸中毒症电解质紊乱,严重者可有肝、肾功能指标异常。

三、治疗

(一)治疗原则

积极治疗引起呼吸衰竭的原发病和诱因,改善呼吸功能,纠正缺氧、二氧化碳潴留和酸碱失衡及电解质紊乱,维持心、脑、肺、肾功能,防治并发症。

(二)治疗措施

1.保持呼吸道通畅

(1)清除呼吸道分泌物,湿化、雾化气道及排痰。超声雾化液:抗生素、地塞米松、α-糜蛋白酶或异丙肾上腺素加上生理盐水,每天2～3次,每次15～20分钟,同时加强翻身、拍背和吸痰。必要时使用纤维支气管镜将分泌物吸出。

(2)解除支气管痉挛和水肿：可用地塞米松每次 0.5～1 mg/kg，每天 3～4 次静脉滴注，或者使用甲泼尼龙，短疗程。氨茶碱或多索茶碱每次 3～5 mg/kg，溶于10%葡萄糖液中静脉滴注；或用 0.5%喘乐宁溶液 0.25～1 mL，加生理盐水至 2 mL，氧气雾化吸入。

如上述无效，应该迅速建立人工气道。

2.保持呼吸和大脑功能

(1)氧气吸入：输氧原则为既能缓解缺氧，又不抑制颈动脉窦和主动脉体对低氧血症的敏感性为准。一般可应用鼻导管、鼻塞、漏斗、面罩、头罩等给氧；鼻前庭导管供氧时吸入氧浓度(FiO_2)计算方法为：(%)＝21＋4(或 5)×氧流量(L/min)，慢性缺氧给予一般浓度：30%～40%(吸入氧浓度 0.3～0.4)，氧流量 2～4 L/min。急性缺氧给氧浓度为 50%～60%(吸入氧浓度 0.5～0.6)，可用头罩吸氧。注意吸纯氧≤6 小时，吸 60%氧≤24 小时，防止氧中毒。一般主张低流量持续给氧，氧疗期最高氧分压应保持在 8.65～11.3 kPa(65～85 mmHg)。

(2)应用呼吸兴奋剂，增加通气：适用于呼吸道通畅、呼吸浅表无力、早期呼吸衰竭患儿或呼吸节律不齐的中枢性呼吸衰竭者，对神经肌肉病变者无效。尼可刹米每次 0.25～0.5 g，洛贝林每次 0.3～3 mg，二甲弗林每次 2～4 mg，肌内或静脉注射。

(3)气管插管及机械通气，改善通气：经给氧、吸痰、纠酸、呼吸兴奋剂等处理后，呼吸状况无改善时可建立人工气道。插管过久病情未见好转，应考虑气管切开，必要时机械通气。

(4)降低颅内压，控制脑水肿：用脱水剂，做到“既补又脱”“快脱慢补”“边脱边补”；对伴发心力衰竭、肾衰竭可加用利尿剂；亦可采用过度通气降颅压。

3.维持心血管功能

(1)强心剂：并发心力衰竭时用快速制剂，如毛花苷 C、毛花苷 K，增强心肌收缩力，减慢心率，减少心脏耗氧量，呼吸衰竭时心肌缺氧导致洋地黄中毒，用量宜偏小。亦可加用呋塞米。

(2)血管活性药物：可使小动脉扩张，减低心排血阻力即减轻后负荷；扩张小静脉减少回心血量，调整前负荷；减轻肺动脉高压，肺淤血、肺水肿；改善微循环，提高氧输送能力，解除支气管痉挛，改善通气功能。酚妥拉明每次 0.3～0.5 mg/kg，一般每次≤10 mg，可 4～6 小时一次静脉滴注。东莨菪碱尚有兴奋呼吸中枢及镇静作用，多巴胺和多巴酚丁胺可提高氧供给。

4.其他药物治疗

(1)糖皮质激素:增加应激功能,减少炎症渗出,解除支气管痉挛,改善通气;降低颅压、减轻脑水肿;稳定细胞膜、溶酶体膜活性。选用地塞米松每次0.5～1 mg/kg,每天3～4次静脉滴注,短疗程。或者选用甲泼尼龙。

(2)能量合剂:维持细胞功能。

(3)肺表面活性物质:增加肺的顺应性,避免肺不张。

5.病因治疗

治疗原发病,如感染性疾病应选用抗生素、抗病毒药;张力气胸、脓胸应做胸腔闭式引流等。

6.液体治疗

(1)纠正酸中毒:纠正酸中毒可用5%碳酸氢钠,直接提供HCO_3^-,按$NaHCO_3$(mmol)=0.3×BE(碱缺失)×体重计算,通常为5%$NaHCO_3$,每次2～5 mL/kg,先用半量,稀释成1.4%。

(2)维持水及电解质的平衡:呼吸衰竭时液量可按50～80 mL/(kg·d)供给,脑水肿以30～60 mL/(kg·d)为宜。根据病史,及时补充钾、氯、钙等电解质。

四、监测

(一)临床监护

1.呼吸系统

观察患儿呼吸频率、节律、幅度、呼吸肌运动,以及胸廓运动、气管位置及双肺呼吸音等。

(1)周围性呼吸衰竭:呼吸先浅速、后无力,一旦呼吸频率由快变慢,而发绀、鼻翼翕动、三凹征等呼吸困难表现加重时,表明呼吸衰竭严重。

(2)中枢性呼吸衰竭:早期多为潮式呼吸,晚期常见抽泣样、叹息样或反复呼吸暂停等呼吸形式。

(3)呼吸节律:①呼吸节律改变为主而无三凹征及心肺疾病多见于中枢性呼吸衰竭。②呼吸深浅快慢明显不匀则是延脑病变及呼吸即将停止的先兆。③梗阻型通气障碍可见辅助呼吸肌运动加强、三凹征明显或呼气费力、延长。肺大片不张或实变或胸腔积液(气)时胸廓起伏不对称,听诊、叩诊有异常,气管可偏移。

2.循环系统

注意有无发绀以及心律、心率、血压等的变化。

(1)低氧血症时患儿出现发绀,如吸入高浓度氧发绀仍不改善(除外先心病、低血压及异常血红蛋白血症),则表明呼吸衰竭严重。

(2)严重低氧血症和(或)高碳酸血症时,患儿有意识模糊、躁动甚至昏迷抽搐、心率先快后慢,甚至心律不齐、血压先高后低等表现。

3.神经系统

意识是否清醒、瞳孔变化、视盘有无水肿、有无肌肉震颤等。

4.其他系统

消化道有无呕血、出血及腹胀情况,尿量的多少等。观察肝脏的大小、下界的移动情况。

(二)仪器监测

1.心肺监护仪

观察呼吸频率和呼吸幅度的变化。性能良好的心肺监护仪和先进的呼吸器还可显示气道阻力、肺的动态顺应性和静态顺应性等指标。

2.血液气体分析仪

血气分析不仅作为呼吸衰竭的诊断依据,还是重要的监测指标。

3.经皮氧分压监测仪($TcPO_2$)

在血容量、心排血指数正常和外周血液灌注良好时,经皮氧分压监测仪与最高氧分压存在着高度相关性(相关系数为 0.97～0.99),可较准确地反映最高氧分压。

4.经皮血氧饱和度监测仪($TcSO_2$)

经皮血氧饱和度是通过脉搏血氧测定仪动态测定搏动的血管内血红蛋白的氧饱和度及脉率。

5.胸部 X 线或胸部 CT/MRI

观察患儿胸部病变,了解插管导管位置,导管顶端位置在气管隆嵴上 2 cm 处最佳。

五、护理

(一)针对低效性呼吸型态

(1)改善通气状况,防止感染,保持环境安静,病室每天紫外线消毒 2 次,并通风换气 2～3 次,注意保暖,室温保持在 22～26 ℃,湿度 50%～60%。

(2)患儿置单人房间或行床旁隔离;急性期患儿卧床休息,半卧位。

(3)减少探视,拒绝有感染性疾病者探视,要求探视者及家长洗手,必要时戴口罩，严格执行无菌技术操作。

(4)保持呼吸道通畅，及时清除呼吸道分泌物。

(5)遵医嘱及时准确使用有效抗生素，以消除炎症所致的呼吸道充血、水肿、分泌物增加。

(6)氧气吸入，必要时行气管插管，人工机械通气(按机械通气的呼吸道管理)。

(二)活动指导

(1)减轻疲劳，保持患儿安静，加强特别护理。

(2)护理计划要适合于患儿的休息时间，喂养时避免时间过长及过度疲劳。

(3)保持患儿最佳舒适状态及有利于肺扩张的体位；以能耐受为限逐渐增加活动量，密切监测患儿疲劳的症状及体征。

(三)营养指导

(1)根据病情，指导家长调配适合的饮食，少量多餐，4～8次/天。

(2)进食前应充分吸痰吸氧，保持呼吸道通畅。

(3)根据需要遵医嘱置胃管行鼻饲，以满足患儿热量所需，鼻饲前限制操作以防疲劳，鼻饲量根据患儿消化情况而定，避免过度疲劳。

(4)必要时遵医嘱静脉补充能量物质，以满足代谢需要，如脂肪乳、氨基酸、血浆等。

(四)心理护理

(1)针对患儿及家属的焦虑，给予情感支持。

(2)热情接待患儿及家属，鼓励他们说出关心和需要询问的问题，并耐心解答。同时，向患儿及家长解释呼吸衰竭的表现及治疗过程，以及治疗呼吸衰竭的先进手段。

(3)尽可能保持安静和轻松的环境，让患儿处于最舒适体位，上身抬高30°～45°或半卧位；鼓励家长抚摸、拥抱患儿，使其得到安慰。

(4)对极度烦躁者，可遵医嘱使用镇静剂，保证患儿安静入睡，勿轻易打扰，夜间治疗尽可能集中进行。

第五节　急性肾衰竭临床护理

肾脏的主要功能是排泄代谢废物，调节体液、电解质及酸碱平衡。急性肾衰竭是多种原因引起的双侧肾功能在短时间内急剧减退或丧失，导致机体内环境严重紊乱，以水钠潴留、氮质血症、电解质紊乱及酸碱失衡为特征的临床综合征，多伴少尿。临床上依病因作用部位不同分为肾前性、肾性和肾后性肾衰竭，儿科危重症中以肾前性和肾性较多见。小儿急性肾前性肾衰竭最常见的原因是持续低血压、低血容量、低氧血症及严重应激；肾性肾衰竭是由于肾实质损伤和肾血管病变等肾内因素所致，常见病因有溶血尿毒综合征、肾小球肾炎、内源性和外源性肾毒物质造成的肾损害等；肾后性肾衰竭是任何原因造成的不同部位尿路梗阻所致。

一、临床表现

(一)少尿型肾衰竭

临床上可分为 3 期，即少尿期、多尿期及恢复期。

1.少尿期

因少尿或无尿，导致代谢废物堆积，水钠潴留，水、电解质和酸碱平衡紊乱，从而引起一系列临床症状。

(1)氮质血症：血肌酐、尿素氮增高，临床上可出现多系统症状。消化系统常表现为食欲减退、恶心、呕吐、腹泻；神经系统表现为嗜睡、烦躁，重症惊厥、意识障碍；血液系统可出现贫血及各种出血现象。

(2)水钠潴留：表现为水肿，血容量急剧增加导致高血压，严重者发生肺水肿、脑水肿。

(3)电解质紊乱：表现为“三高”“三低”，即高钾、高磷、高镁血症，低钠、低钙、低氯血症。其中高钾血症是最危险的电解质紊乱。

(4)代谢性酸中毒。

(5)感染：以呼吸道、泌尿道、手术部位继发感染多见。

少尿期持续 7～14 天，长者可为 4～6 周。少尿持续超过 15 天，或无尿超过 1 天，预后差。

2.多尿期

可表现为尿量逐渐增多或突然增多，氮质血症开始缓解，但不能很快降至正常。此期易出现低钾、低钠、低钙血症及继发感染。

3.恢复期

视原发病不同，可完全恢复或发展为慢性肾衰竭。

(二)其他

有原发病的临床表现。

二、诊断与鉴别诊断

(一)诊断

存在导致急性肾衰竭的病因。

1.少尿

尿量<250 mL/(m^2 · d)，或学龄儿童<400 mL/d、学龄前儿童<300 mL/d、婴幼儿<200 mL/d 或无尿(尿量<50 mL/d)。

2.氮质血症

血清肌酐(Scr)≥176 μmol/L(2 mg/dL)、血尿素氮(BUN)≥15 mmol/L (40 mg/dL)，或每天血清肌酐增加≥44 μmol/L(0.5 mg/dL)或血尿素氮增加≥3.57 mmol/L(10 mg/dL)。有条件时测肾小球滤过率、内生肌酐清除率，常≤30 mL/(1.72m^2 · min)。

3.新生儿急性肾衰竭

(1)出生后 48 小时无排尿或出生后少尿<1 mL/(kg · h)或无尿<0.5 mL/(kg · h)。

(2)氮质血症：血清肌酐≥88 μmol/L(1.0 mg/dL)、血尿素氮≥7.5 mmol/L (21 mg/dL)，或每天血清肌酐增加≥44 μmol/L (0.5 mg/dL)或血尿素氮增加≥3.57 mmol/L(10 mg/dL)。

(3)常伴酸中毒、水及电解质紊乱、心力衰竭、惊厥、拒奶、吐奶等表现。

(4)常有水电解质紊乱(水钠潴留、高血压、高血钾、低血钠等)及代谢性酸中毒表现。尿量无减少，但其他条件符合者为非少尿型急性肾衰竭。

(二)鉴别诊断

诊断肾衰竭同时，还应区别肾前性与肾后性肾衰竭，可参考以下几点进行区别。

1.体征

常有失水、缺氧或休克等病史，体格检查可见脱水貌、血压、血容量不足等体征。

2.实验室检查

见表5-2、表5-3。

表5-2 肾前性肾衰竭与肾性肾衰竭的鉴别

项目	肾前性肾衰竭	肾性肾衰竭
尿常规	正常	早期可正常
尿比重	≥1.020	≤1.010
尿渗透压(mmol/L)	≥500	<350
尿/血渗透压	≥1.5	≤1.0
血尿素氮/血肌酐(mg/mg)	>20	10～15(同步升高)
尿肌酐/血肌酐(mg/mg)	>40	<10
尿尿素氮/血尿素氮(mg/mg)	>30	<10
尿钠(mmol/L)	<10	>50
滤过钠排泄分数[FENa(%)]	≤1	>2
肾衰竭指数(RFI)	<1	>2
补液试验	有效	无效
利尿试验	有效	无效

注:FENa=尿钠(mmol/L)/血钠(mmol/L)÷尿肌酐(g/L)/血肌酐(g/L)×100%;
RFI=尿钠(mmol/L)×血肌酐(g/L)/尿肌酐(g/L)。

表5-3 新生儿肾前性肾衰竭和肾性肾衰竭的鉴别

项目	肾前性肾衰竭	肾性肾衰竭
尿常规	正常	异常
尿渗透压(mmol/L)	≥350	<300
尿/血渗透压	≥1.2	1.0左右
血尿素氮/血肌酐(mg/mg)	≥10	同步升高
尿肌酐/血肌酐(mg/mg)	>20	<10
尿尿素氮/血尿素氮(mg/mg)	>20	<10
尿钠(mmol/L)	≤20	>25
FENa(%)	≤2.5	>3.0

3.补液试验

当患儿存在低血容量可能时，可给予生理盐水或2：1液（2份生理盐水，1份等张碱性液，如1.4%碳酸氢钠液）15～20 mL/kg于30～60分钟内静脉滴注，如2小时内尿量升至6～10 mL/kg，提示肾前性肾衰竭。无脱水表现时补液应慎重，以免加重循环负荷。

4.利尿试验

呋塞米1～2 mg/kg或20%甘露醇加呋塞米，用药后2小时尿量升至6～10 mL/kg，提示肾前性肾衰竭。但应注意：急性肾衰竭时，应用甘露醇可导致循环充血，最多试用一次。血容量不足时慎用呋塞米。

三、治疗

（一）治疗原则

1.肾前性肾衰竭

及时纠正血容量不足，改善和恢复肾灌注。

2.肾性肾衰竭

去除病因，维持水、电解质及酸碱平衡，减轻肾脏负担，防治并发症。

3.肾后性肾衰竭

尽早解除梗阻。

（二）少尿的治疗

1.控制液体入量

每天总入量＝不显性失水－内生水＋显性失水＋前一天尿量。一般不显性失水按750 mL/m^2计算，内生水在非高分解代谢患儿按250～350 mL/m^2计算，故每天基本液量为400 mL/m^2。另外，体温每升高1 ℃，增加75 mL/m^2，液体入量以体重每天减少1%为宜。

2.利尿

可用呋塞米1～2 mg/kg，30分钟无效可将剂量增至10 mg/kg，仍无效不再使用，以避免耳毒性。还可静脉滴注利尿合剂，包括以下药物：①25%～50%葡萄糖40～100 mL；②氨茶碱3～4 mg/kg；③安钠咖（CNB）25～50mg；④普鲁卡因0.2～0.4g；⑤维生素C 100 mg/kg。

3.改善肾循环

可用多巴胺1～3 μg/(kg・min)持续静脉滴注。

(三)纠正高钾血症

(1)避免食用含钾高的食物及输注含钾液体及药物。

(2)药物治疗血钾达 7 mmol/L 时应紧急处理:①10%葡萄糖酸钙 0.5 mL/kg,稀释后于 10 分钟缓慢静脉注射。②5%碳酸氢钠 5 mL/kg,稀释成 1.4%静脉滴注。易致高渗血症,需慎重。③20%葡萄糖 2 mL/kg,每 5 g 糖加胰岛素 1 U,于 1 小时内静脉滴注。④上述方法无效行透析治疗。

(四)纠正低钠血症

低钠血症多数为稀释性,一般仅需限制液体入量。当血钠低于 120 mmol/L 时,给予 3%盐水,12 mL/kg 可提高血钠 10 mmol/L,将血钠提高至 125 mmol/L 即可。

(五)纠正高磷及低钙血症

口服肠道磷结合剂氢氧化铝 60 mg/kg 或凝胶剂 1 g/kg,可控制高磷;也可用碳酸钙 300~400 mg/kg。除非低钙导致手足搐搦,否则不必补钙剂,以免发生组织钙盐沉积。

(六)纠正代谢性酸中毒

严重酸中毒时用碳酸氢钠,使动脉血 pH 达 7.2,或碳酸氢根达 12 mmol/L 即可。所需碳酸氢钠量=(碳酸氢根欲达值-碳酸氢根实测值)×体重(kg)×0.6。

(七)控制氮质血症

(1)给予适当营养避免组织分解加重氮质血症,一般每天需供给热量 30~50 kcal/kg,其中优质蛋白 0.5~1.0 g/kg。

(2)严重氮质血症需透析治疗。

(八)其他对症治疗

1.控制高血压

可用钙通道阻滞剂,如硝苯地平 0.25~0.5 mg/kg,舌下含服。亦可用血管紧张素转换酶抑制剂,如卡托普利,0.5~1 mg/(kg·d),分 2~3 次口服,最大量可达 6 mg/(kg·d)。严重高血压可用硝普钠 0.5~8 μg/(kg·min),静脉输注,输注过程中注意避光,5~10 分钟测血压一次,并根据血压调整剂量,直至血压达稳定满意数值。

2.止惊

首先应根据原发病针对病因治疗。止惊药宜选用地西泮,应用过程中注意药物代谢产物易蓄积体内。

3.纠正贫血

血红蛋白低于 70 g/L 时考虑输血。

4.防治感染

选择抗生素时注意有无肾毒性、排泄途径及对透析的影响。

(九)透析治疗

严重水钠潴留、高钾血症、氮质血症及酸中毒需透析治疗，指征如下。

(1)少尿或无尿＞48 小时。

(2)严重氮质血症血尿素氮＞35.7 mmol/L(100 mg/dL)，有尿毒症症状体征(如心包炎)主张尽早开始，即血尿素氮＞21.4 mmol/L(60 mg/dL)，或血肌酐＞442 μmmol/L(5 mg/dL)即可行透析。

(3)不能控制的高钾血症血钾＞6.5 mmol/L。

(4)严重且不易纠正的代谢性酸中毒动脉血碳酸氢根持续低于 13 mmol/L。

(5)水钠潴留至严重循环充血、高血压、低钠血症、肺水肿。

(6)药物或其他毒物中毒导致的急性肾衰竭，特别是该药物可透析出体外者，腹透时分子量＜6.5×10^4，血透时分子量＜4×10^4的物质可透出。

(7)透析方法危重患儿应使用床旁持续肾替代(CRRT)，无条件的单位也可采用腹膜透析。

(十)多尿期的治疗

注意水、电解质紊乱，尤其脱水和低钾血症，应补以丢失量的 1/2～1/3。此期抵抗力仍低要注意防治感染。避免使用肾毒性药物防止病情复发。

四、监护

(1)严格记录每天出入量，不能准确记录尿量时需留置导尿管。

(2)每晨测量体重。

(3)每 4～6 小时测量一次血压，如血压＞20.0/13.3 kPa(150/100 mmHg)，需用无创血压监测仪 24 小时持续监测。

(4)每天检测血气分析、血电解质，必要时进行中心静脉压监测，以指导输液。

(5)定期同步复查血尿素氮、血肌酐、尿尿素氮、尿肌酐、血渗透压、尿渗透压、血钠、尿钠。计算滤过钠排泄分数、肾衰竭指数，评价肾功能，判断病情。

(6)每天查尿常规，定期做尿培养。每周至少查 2 次血常规及大便常规。

(7)进行胃肠外营养的患儿需监测血糖和尿糖。

(8)监护体温、呼吸、脉搏。心电监护尤为重要,注意心电波形变化。高血钾时可出现一系列心电活动变化,如 P-R 间期延长、P 波低平、T 波高尖、QRS 波群增宽、S-T 段抬高。其他电解质紊乱,如低钙、低钠也可影响心电活动。

(9)肺水肿患儿需定期复查胸部 X 线。

(10)合并弥散性血管内凝血的患儿,应监测血小板、血色素及凝血三项。

(11)进行床旁持续肾替代治疗过程中除上述监测外,还需特别注意定时监测凝血功能、血钙、血常规。

(12)进行腹膜透析的患儿,应记录每次透入及透出的液量,透析前后临床表现及主要体征(血压、呼吸、心率),每天出入量差及总透析次数。每天透出液送常规化验检查、每 3 天送一次培养。

五、护理

(1)每天进行口腔、皮肤护理。

(2)每天对各种留置管道局部及管道连接处,如导尿管、腹膜透析管、中心静脉导管,进行清洁消毒处理。观察留置管固定情况,防止脱出。

(3)保留导尿时每天用 0.02%呋喃西林冲洗膀胱 1～2 次,存在尿道感染时应用抗生素如庆大霉素冲洗膀胱。

(4)计划全天输注液体速度,保证匀速输入。

(5)尿量进一步减少或明显增多时,及时报告医师,调整输液量及速度。

(6)密切观察各种监护指标变化,及时通知医师,分析原因和处理。

(7)病室及患儿所用物品定期消毒,预防感染。

(8)对腹膜透析的患儿,应注意无菌操作,封闭式无菌引流装置应每天更换。

第六节　多器官功能障碍综合征临床护理

全身或某一器官遭受严重损伤、应激打击导致其他器官功能出现相继序惯性损害的表现,称为多器官功能障碍综合征。由于器官衰竭本身不是一个独立的事件,只是一连串病理过程的终末阶段,没有反映病情变化发展的动态过程,因此于芝加哥会议倡议并确定为多器官功能障碍综合征,更加准确地反映了此综合征的进行性和可逆性特点,从而有效地指导早期诊断和防治。

一、病因

多器官功能障碍综合征是多因素诱发的临床综合征,基本诱因为严重感染与创伤,在此过程中出现的低血容量性休克、再灌注损伤、脓毒症、过度炎症、蛋白-热量缺乏等成为多器官功能障碍综合征更直接的诱发因素,与多器官功能障碍综合征的发病具有更高的相关性。

(一)主要高危因素

复苏不充分或延迟复苏、持续存在的感染和炎症病灶、基础脏器功能失常(如肾衰竭)、肠道失血性损伤、严重创伤(创伤严重程度评分≥25分);慢性疾病(如糖尿病、恶性肿瘤、营养不良)、医源因素(如应用糖皮质激素、抑制胃酸药物、滥用抗生素、大量输血、外科手术意外事故、有创监测)及高乳酸血症等。

(二)其他因素

(1)各种生命支持措施延长了危重患儿的存活时间,有更多机会暴露在更复杂的致病因素下(如感染)。

(2)由于抗生素滥用不断造成新耐药菌株并损害了人类自身免疫功能,使人类抵御感染的能力衰弱。

(3)疾病谱的变化,肿瘤患儿增加并普遍接受放疗与化疗使其免疫力降低。

(4)早产儿、低出生体重儿增加及人口老龄化,而这类患儿器官储备和代偿功能均较差。

(5)侵入性操作日益增多,加大了患儿感染的风险。

二、发病机制

许多多器官功能障碍综合征发病过程中经历了较长时间的低血容量性休克和恢复灌流的过程,不充分的延迟复苏是导致多器官功能障碍综合征发生的重要因素,各种损伤导致休克和复苏引起的生命器官微循环缺血和再灌流过程是多器官功能障碍综合征发生的基本环节。持续低灌流导致微循环障碍和内皮细胞损伤造成细胞缺氧和代谢障碍,细胞的氧自由基损伤,局部屏障和全身防御功能削弱诱发感染而发展成为脓毒症,改变免疫神经内分泌功能造成应激反应和炎症介质释放,提高组织细胞对细菌和毒素再次打击的敏感性。

(一)组织氧代谢障碍

休克时心排血量减少、血红蛋白降低,导致全身组织的氧输送减少,临床上出现低血压、少尿、高乳酸血症、血流动力学异常等典型表现者称为显性失代偿性休克，而不具备典型表现而在休克早期或复苏后期确实存在内脏器官缺血和缺氧的状态，称为隐性代偿性休克。正常情况下，细胞所需的氧等于实际氧耗量（VO_2，动脉、混合静脉血氧含量之差与心排血量的乘积），当氧运送进行性下降超出细胞自身摄取氧的代偿能力时，实际氧耗量降低使细胞处于缺氧状态；左心向全身输送氧的总量[DO_2，心排血量与动脉氧含量的乘积，氧合率(mL/min)=$1.34\times Hb\times SaO_2\times CO\times 10$]，低于一定值时，不能满足组织细胞的需求，使实际氧耗量也随之下降呈氧合率依赖性，一般心源性休克和低血容量性休克有氧合率降低，感染性休克则正常或增高。临床研究表明，仅靠改善循环供氧并不能纠正所有患儿的休克和缺氧，表现出循环恢复后血乳酸增高，胃肠 pH 降低，提示存在氧摄取和氧利用障碍，可能与血流分布异常、动静脉短路开放和线粒体功能不全等因素有关。

(二)氧自由基损伤

恢复组织灌流是救治休克和改善存活必不可少的过程，也是氧自由基大量产生和释放的过程，故缺血再灌流后氧自由基损伤在多器官功能障碍综合征发病过程中起重要作用。在缺血再灌注条件下，黄嘌呤氧化酶途径和白细胞呼吸暴发是氧自由基产生的两个主要途径。黄嘌呤脱氢酶转化成黄嘌呤氧化酶在肠道组织中仅需 10 秒，在心肌需 8 分钟，在肝肾肺脾中则需 30 分钟，说明各器官对缺血再灌流损伤的敏感程度不同，氧自由基反应具有连锁性，使缺血再灌流损伤成为持续不断的过程，破坏生物膜的通透性，酶系统受损，改变细胞的遗传信息，导致细胞结构、代谢和功能全面紊乱或死亡。通过清除氧自由基防治缺血一再灌注损伤，在动物试验和临床取得了一定效果，对于多器官功能障碍综合征患儿其有效性还待进一步证明。

(三)白细胞和内皮细胞相互作用

内皮细胞具有主动调节微循环血流，调节血管张力和血管通透性，促凝血及抗凝血的平衡，通过多种凝血因子和炎症介质，在原发损伤因素(如细菌、内毒素、细胞因子和缺血等)的作用下与多形核白细胞相互作用导致细胞损伤是多器官功能障碍综合征的共同通路。同时，内皮细胞具有抗多形核白细胞在内皮细胞的黏附作用，使多形核白细胞在血管中自由流动，近年来研究发现黏附的基础是黏附分子在各种因素刺激时被激活，造成间质和实质细胞水肿、出血和炎症反应，称为黏附连锁反应。白细胞和内皮细胞的黏附分子包括整合素超家族、选择素超家族、免疫球蛋白、钙依赖黏附分子超家族和 H-细胞黏附分子超家族。在黏附分子的调节中，肿瘤坏死因子，白细胞介素-1、6、8，γ-干扰素、克隆刺激因子等细胞因子、血小板活化因子、白三烯、凝血酶、中性粒细胞激活因子等脂质介质，内毒素、化学趋向因子、乙醇、内源性阿片等均可增强白细胞与内皮细胞的黏附；而抗炎素、糖皮质激素、己酮可可碱、血浆铜蓝蛋白等则抑制黏附；细胞黏附和黏附因子通过白细胞与血管内皮细胞的相互作用，白细胞通过内皮细胞间跨膜游出，趋向炎症灶，黏附因子单抗的临床应用也显示出治疗前景，可以减轻炎症和水肿，降低缺血再灌注损伤。

(四)炎症介质失控性释放

机体受到创伤和感染刺激而产生的炎症反应过于强烈以至失控，从而损伤自身细胞导致多器官功能障碍综合征，这种炎症失控反应过程的基本因素分为刺激物、炎症细胞、介质、靶细胞和效应等几部分。从多器官功能障碍综合征的发病过程可分为 3 个阶段，即局部炎症反应、有限的全身炎症反应(应激反应和炎症反应对机体有害刺激作出的防御反应)和失控的全身炎症反应。再次打击和双相预激学说是机体炎症介质陷入失控状态的合理解释。

三、临床特点

原发性多器官功能障碍综合征是由某种明确的生理损伤直接作用造成，早期即出现，发展过程中全身炎症反应较轻。继发性多器官功能障碍综合征并非由原始损伤本身直接引起，而由机体异常反应产生过度全身性炎症反应，造成远距离多个器官功能障碍，容易并发感染。多器官功能障碍综合征的主要临床特点如下。

(1)发病前大多器官功能良好，休克和感染是其主要病因，大多经历严重应激反应或伴有全身炎症反应综合征(SIRS)或免疫功能低下。

(2)从最初打击到远隔器官功能障碍需有数天或数周间隔。

(3)病理变化缺乏特异性，主要为广泛的炎症细胞浸润、组织水肿等炎症反应，而慢性器官功能衰竭失代偿时则以组织细胞的坏死增生伴器官的萎缩和纤维化为主。

(4)病情发展迅速，一般抗休克、抗感染及支持治疗难以奏效，病死率高。

(5)除终末期以外，一般是可以逆转的，一旦治愈不留后遗症和不会复发，也不转入慢性病程。

四、治疗

(一)快速和充分复苏

不但要纠正显性型失代偿性休克,而且要纠正隐性代偿性休克,目前指导隐性代偿性休克复苏的唯一监测方法是使用黏膜张力计推算(宜>7.32)。对于休克复苏应把握两点(一早二足),早期最大限度地减轻总损伤(特别是缺血性损伤),避免持续性低灌注,最大限度缩短缺血再灌流损伤时相。

(二)控制脓毒症

1.清除坏死组织

需及早彻底清除。

2.寻找感染灶

重症监护病房(ICU)患儿应注意并发鼻窦炎、肛周感染,皮肤、肺、尿路等部位隐匿性感染、肠源性感染、导管相关性感染等。应尽量减少侵入性诊疗操作,加强重症医学病房管理,改善患儿免疫功能,选择性消化道去污染(SDD),必要时进行清创、引流等外科处理。

3.合理应用抗生素

经验治疗的原则是应能有效覆盖常见的感染病原菌,宜用杀菌剂,剂量要足够,尽量选用不良反应少的药物。一旦选定一种或一组药物,应于 72 小时后判定疗效避免频繁更换抗生素,待病原明确后进行调整。用药时应对肠道厌氧菌注意保护,除非有明确指征,一般不宜随便使用抗厌氧菌抗生素,尤其是经胆道排泄者。超高浓度并不能明显提高杀菌效力,宜延长最小抑菌浓度的时间,就需增加给药次数,对重症感染每 6 小时给药一次是必要的,每次给药为达到较高峰浓度,应在 30 分钟内静脉滴注(红霉素、万古霉素等除外)。用药 4~5 天病情恶化时应加大抗菌治疗力度,用药后始终未能证实感染,体温正常 3 天以上者可以停药,已证实细菌感染抗菌治疗不应少于 7 天,伴粒细胞减少者应使粒细胞 $>0.5\times10^9$ 几天后停药才较安全。严重感染抗生素治疗一周以上症状不减轻时,应考虑是否合并真菌感染,尤其在免疫功能低下、使用糖皮质激素或免疫抑制剂者,长时间静脉营养和进展性肝肾肺功能不全不好用其他原因解释者。

(三)器官功能支持

1.循环支持

维持有效血容量,保持心脏有效泵血功能和调整血管紧张度是支持的重点,需要使用升压药维持可接受的最低血压（平均压>8.0 kPa）和维持足够的供氧以满足高代谢和外周氧需求，尽可能使氧耗脱离对氧输送的依赖，使动脉血乳酸接近正常，故需大力纠正心功能不全、低血容量性休克、贫血和呼吸功能不全等。

2.呼吸支持

保持气道通畅，氧疗和机械通气是呼吸支持的重点，但机械通气对循环产生负性影响和气压伤，故通气时不追求最高氧分压（PaO_2>8.0 kPa）而是最满意的氧输送（以取得最高氧合率时的最佳呼气末正压通气），吸氧浓度尽可能控制在0.5以内，常规通气模式不好时可尝试特殊方法。

3.其他支持

肾功能支持重点是针对病因进行治疗，保证内环境稳定，必要时连续动-静脉血液滤过。肝功能衰竭支持的目的在于赢得时间，使受损肝细胞恢复和再生。应激性溃疡的治疗在于控制脓毒血症、矫正酸碱平衡、补充营养和胃肠减压，不一定需要抗酸治疗。中枢神经系统支持以降低颅内压、去病因和复苏治疗为重点。

（四）代谢支持

全身炎症反应综合征/多器官功能障碍综合征和脓毒症患儿独特的高代谢模式，决定了其对营养有特殊要求，即代谢支持和代谢干预。总的原则是增加能量总供给（达普通患儿的1.5倍），提高氮与非氮能量的摄入比（由通常的1∶150提高到1∶200），降低非氮能量中糖的比例，增加脂肪摄入，使蛋白、脂肪和糖的比例大致为3∶3∶4，最好使用中长链脂肪酸混合制剂，尽可能通过胃肠道摄入营养，尤其是经口摄食，添加胃肠特殊的营养物质谷氨酰胺可使胃肠黏膜受损减轻，细菌和内毒素移位率降低。代谢干预时可试用降低蛋白分解和促进合成的生长激素，以改善负氮平衡；另外，纤维素、谷氨酰胺、乳酸杆菌、亚油酸等有助于提高黏膜屏障和全身免疫功能。

（五）免疫调理和抗炎症介质治疗

尽管多器官功能障碍综合征采取的早期复苏、抗生素、代谢与重要器官支持治疗取得了显著进展，但近年死亡率并未明显改变，多器官功能障碍综合征的病死率仍高达70%，因此免疫调理治疗也赋予了极大的热情和希望。虽然近年来对各种炎性介质的释放采取了多种治疗对策，但临床应用尚不成熟，可能与炎症反应的防御与损伤、炎症介质的数量与效应、靶细胞状态、全身炎症反应综合征（SIRS）/代偿性抗炎反应综合征（CARS）失衡等多方面因素有关。

五、护理

(一)密切观察病情变化

1.呼吸、心率加快

全身炎症反应综合征早期因炎症反应、高代谢与高动力循环、代谢率与耗氧增加,呼吸与心率均加快。护理时应注意:①随时吸出口腔、鼻咽及上呼吸道的分泌物与痰液,保持呼吸道通畅减少呼吸功;②根据呼吸功能状况,可经鼻导管、氧气头罩吸氧,严重者经口气管插管或经鼻插管,予以机械通气正压给氧提高血氧浓度;③因心功能不全引起的心率加快,应遵医嘱给予强心剂。

2.体温与白细胞异常

(1)体温>38 ℃的患儿应注意防止体温继续增高,引起代谢率和耗氧增加,有的患儿可因体温增高引起高热惊厥,故应采取物理降温或药物降温。

(2)体温<36 ℃的患儿,尤其小婴儿为防止低体温与冷伤的发生,应提高室内温度,注意保温,增加衣被,有条件者应置于温箱内,调节好箱内温度。

(3)白细胞异常增高者常表明细菌感染,应按医嘱经静脉定时给予敏感的抗生素;白细胞降低者可能为病情危重,机体免疫功能低下,病毒感染等,应分析具体原因,医护密切配合,给予免疫增强剂或抗病毒药物。

3.定时记录无创监测结果

包括血压、心率、心电图、氧饱和度、呼吸频率、体温等,在观察表上做好24小时出入水量记录。并结合血气分析,判定有无脏器低灌注,其标准为低氧血症、急性神志改变(兴奋、烦躁、嗜睡)、尿少<1 mL/(kg·h)、高乳酸血症>2 mmol/L。

(二)静脉通道的建立与管理

1.多器官功能障碍综合征

一般均为急重症患儿,应及时补充液体,改善循环,纠正脏器的低氧血症与低灌注,因此迅速建立静脉通道至关重要。可根据患儿年龄大小、病程长短、病情严重程度、头皮与四肢浅表静脉充盈度及穿刺难易程度采取。

(1)皮肤浅表静脉穿刺-静脉头皮针输液。

(2)静脉留置套管针,可保留3~5天,输液结束后应用0.01%肝素3~5 mL注入肝素帽内,以防血凝堵塞针管。

(3)留置导管,可经中心静脉(锁骨下静脉、股静脉、颈外静脉)或外周静脉(肘正中静脉、贵要静脉),保留时间可长达1~3周。适于静脉穿刺困难,经静脉供给营养及长期抢救者。

(4)无论选择哪一种静脉途径都要做好穿刺部位的清洁与消毒,并注意观察局部有无红肿、渗出等静脉炎症,并给予防治。

2.全身炎症反应综合征

做好输液速度调节与控制全身炎症反应综合征的患儿常需用输液泵调节输液速度,护理人员应熟悉并掌握其应用,以随时根据需要调节与控制。如常用多巴胺改善循环,应按以下公式决定输液速度(mL/h)。计算输液速度(mL/h)=[患儿体重 kg×所需μg/(kg·min)×60]÷所含 μg/mL(药浓度)。如患儿体重 10 kg,需用多巴胺5 μg/(kg·min),按公式即可算出所需多巴胺和输液速度。5 mL/h=[10 kg×5 μg/(kg·min)×60]÷600 μg/mL,也可按 100 mL 液体中加药物6 μg/kg,其每小时输入量(mL/h)即为每分钟每千克体重的给药量(μg)。患儿所需多巴胺为6 mg×10 kg=60 mg,60 mg 加入 100 mL 液体中,每小时输入5 mL,即等于每分钟 5 μg/kg。当血压下降且扩容后反应不佳时,有条件单位应监测中心静脉压,以决定输液量及输液速度。

(三)重要脏器功能的监测与护理

护理时要注意皮肤、口腔黏膜、注射针眼部位是否有出血、瘀斑或穿刺抽血时针尖部位、注射器内有立即凝血现象时,应做弥散性血管内凝血筛查以监测是否有凝血功能障碍,及早发现弥散性血管内凝血。同时观察并记录每次尿量,每天观察球结膜有无水肿。根据病情变化,采血监测尿素氮与肌酐,肝脏功能,心肌酶谱改变,早期发现各脏器功能损害。

第七节　胎粪吸入综合征临床护理

胎粪吸入综合征是产前或产时发生的最常见的吸入性肺炎,是指胎儿因缺氧在宫内或娩出过程中吸入被胎粪污染的羊水,引起的呼吸道、肺泡机械性阻塞和化学性炎症,以通气障碍为主要表现的严重疾病,是足月儿及过期产儿发生呼吸衰竭及死亡的常见原因。

一、诊断

(一)病史

多为足月儿或过期产儿,有宫内窘迫史,出生后阿氏评分(Apgar 评分)低,有胎粪污染羊水史,皮肤指甲和口腔可被胎粪污染。

(二)症状及体征

(1)出生后很快出现呼吸困难,表现为发绀、呻吟、鼻翼翕动、三凹征和明显的气急,呼吸浅而快。

(2)胸部可见桶状胸,听诊呼气延长,有干湿啰音、管状呼吸音,生后 12～24 小时更为明显。

(3)患儿呼吸困难多持续至生后数天至数周。

(三)并发症

可出现肺不张、肺出血、肺气漏、持续肺动脉高压等,严重者可出现呼吸窘迫、呼吸衰竭、心肌功能障碍、肺水肿、肾功能不良、缺氧缺血性脑病和颅内出血,甚至死亡。因此,降低胎粪吸入综合征发生率、控制重症胎粪吸入综合征的发生减少其并发症是提高新生儿生存质量的关键。

(四)辅助检查

1.胸部 X 线

(1)轻度:肺纹理增粗,轻度肺气肿。

(2)中度:两肺野可见增浓的颗粒影和斑片影,肺透光度增强或节段性不张,伴小囊状肺气肿。

(3)重度:两肺野广泛的颗粒影和斑片状云絮影,可并发纵隔气肿、气胸等。合并急性呼吸窘迫综合征时,可见明显支气管充气征。病情进一步进展,表面活性物质结合蛋白减少,肺顺应性下降,可出现急性呼吸窘迫综合征。胸片表现为小片实变、支气管充气征、肺野透亮度减低或白肺(见图 5-1)。

2.动脉血气分析

动脉血气分析显示有低氧血症、高碳酸血症、代谢性或混合性酸中毒。

二、鉴别诊断

(一)足月儿呼吸窘迫综合征

足月儿呼吸窘迫综合征可见于选择性剖宫产儿,临床表现与早产儿表面活性物质结合蛋白缺乏的足月儿呼吸窘迫综合征相同。X线有典型的足月儿呼吸窘迫综合征表现,临床症状可能更重,并发持续肺动脉高压的机会更多。

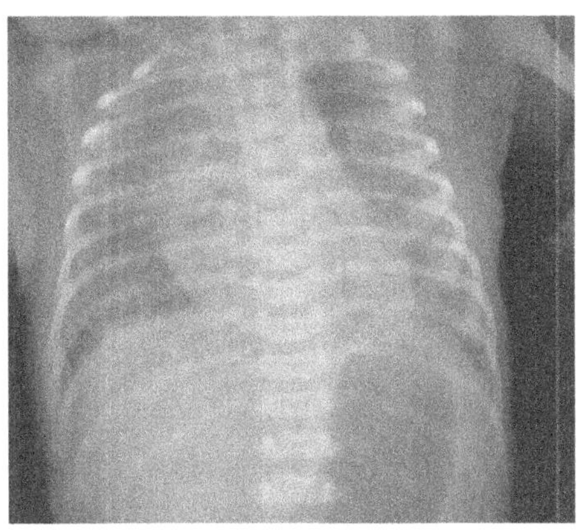

图 5-1 胎粪吸入综合征胸片

(二)新生儿感染性肺炎

原发性的感染性肺炎一般生后 3 天起病,常为先天感染或产道感染所致。先天感染常见病原体为梅毒、病毒、李斯特菌等;产道感染母亲多有羊膜炎如发热、羊水污染,病原体多为大肠埃希菌、衣原体等。其 X 线表现为均一的肺密度增加。

(三)新生儿呼吸窘迫综合征

早产儿多见,表面活性物质结合蛋白缺乏为原发性,无羊水污染史,多在生后 6~8 小时出现呼吸困难,进行性加重,表面活性物质结合蛋白疗效肯定。

三、治疗

(一)胎粪吸入综合征预防及出生时处理

产前连续胎儿电子监测及脉氧监测提示可能存在宫内缺氧和羊水胎粪污染。在胎肩和胸未娩出前清理鼻和口咽部胎粪不能防止胎粪吸入综合征发生,不会降低其死亡率。美国心脏学会和新生儿复苏教程推荐只有无活力时(指心率<100 次/分、无自主呼吸、肌张力差)需立即气管插管用胎粪吸引器进行吸引,吸引前不应行正压通气。

(二)一般监护及营养体液供给

心电监测维持水、电解质平衡,维持血糖稳定,减少刺激,监测血气及时调整呼吸机参数,急性期需限制液量减少脑水肿和肺水肿。

(三)表面活性物质结合蛋白

胎粪吸入综合征时表面活性物质结合蛋白被抑制,最好在出生后 6 小时内供给。表面活性物质结合蛋白通过降低肺泡表面张力,提高肺顺应性,扩张肺泡,改善肺泡氧合功能。胎粪吸入综合征由于组织破坏多,表面活性物质结合蛋白不能恢复已损伤的肺组织,因此疗效不如新生儿呼吸窘迫综合征,且剂量大,推荐剂量每次 60～150 mg/kg,6～12 小时后可重复给予。

(四)抗生素

胎粪吸入综合征常由母亲宫颈上行感染引起,胎粪液的吸入可导致继发细菌感染,复苏后均用抗生素控制感染,并加强呼吸道管理。选用广谱抗生素的同时完善羊水及血培养,当出现继发性感染时根据药敏选择抗生素。

(五)米力农

米力农为Ⅲ型磷酸二酯酶(PDE)抑制剂,使环腺苷酸降解减少,血管扩张。米力农静脉负荷量:50 μg/kg(20 分钟)。维持量:0.25～0.5 μg/(kg・min),常用的注射浓度为 100 μg/mL,溶解于生理盐水或葡萄糖。最好通过中心静脉应用,但不能通过脐动脉插管应用。使用时应监测血压,必要时给以扩容。米力农在使用负荷量后如临床有效(氧合改善>10%),给予维持量,但一般不超过24 小时。

(六)盐酸氨溴索

具有肺保护功能,刺激合成和分泌表面活性物质结合蛋白;具有高度肺组织亲和力,抗氧化清除氧自由基和抗炎作用;改变分泌物浆液/黏液比值,降低呼吸道分泌物黏滞,减少黏液的滞留;促进纤毛上皮的再生和纤毛正常功能恢复,有呼吸道自净功能;协同抗生素作用。

(七)机械通气治疗

约 30%胎粪吸入综合征患儿需要通气支持。当吸入氧浓度>40%时可用持续气道正压通气,最高氧分压<6.7 kPa(50 mmHg)、动脉血二氧化碳分压>8.0 kPa(60 mmHg)是机械通气指征,通常需要较高的呼气末正压通气。如果常频无效或有气胸、间质性肺气肿时选用高频通气。

四、护理

(一)护理评估

1.病史评估

产程中有明确的宫内窘迫,出生窒息史。

2.症状体征

患儿皮肤黄染,气道中可吸出胎粪颗粒。呼吸急促,三凹征。

(二)护理措施

1.一般护理

(1)保暖,将新生儿置于暖箱,保持环境安静。

(2)遵医嘱少食多餐,以免误吸或加重呼吸困难。

(3)及时送检化验标本,遵医嘱应用药物治疗。

2.病情观察

(1)观察患儿生命体征、血氧饱和度,有无肺动脉高压、气胸及感染等并发症。

(2)观察患儿有无意识障碍、惊厥等。

3.其他

(1)根据病情和血气结果选择给氧方式,给氧过程中注意患儿生命体征变化。

(2)保持呼吸道通畅,及时清理口鼻分泌物,以免堵塞呼吸道。

(3)每 2～3 小时翻身一次,叩击患儿背部,以预防肺不张。

(4)机械通气治疗时按呼吸机护理常规。

五、健康教育

(1)向家属告知本病的高危因素、治疗、预后。

(2)出院后定期到新生儿科随访。

第八节　白血病临床护理

白血病是儿童肿瘤中最常见的恶性疾病,约占所有儿童恶性肿瘤的 30%,是骨髓内某一系造血细胞,出现克隆性扩增而不受控制地增生,破坏正常造血系统,并由血液输送到全身各器官组织,引起各种症状。儿童白血病主要为急性白血病,约占 95%,<15 岁儿童发病率为(3～4)/100 000,慢性白血病在儿童较罕见,男性发病率高于女性。目前病因尚不完全明了,临床可见有不同程度的贫血、出血、感染发热及肝大、脾大、淋巴结肿大和骨骼疼痛等。

一、病因及发病机制

(一)病因

经过大量的研究工作，病因尚不完全清楚，可能与以下因素有关。

1.化学因素

接触苯及其衍生物、重金属、氯霉素、保泰松和细胞毒性药物的人群，其白血病发病率高于一般人群。化学物质与药物诱发白血病的机制不明，可能是这些物质破坏了机体免疫功能，使免疫监视功能降低，而诱发白血病。

2.病毒因素

病毒感染与白血病产生的关系，很多研究在进行中，但至今尚无一种病毒被证实与儿童白血病有密切关系。成人T细胞白血病，与人类T细胞白血病病毒有关，但在儿童白血病却无此发现。急性淋巴白血病较常见于发达地区及国家，有报道称在那些地区的儿童，在初生的数年因较少受到感染，故此免疫能力相对较为幼稚，因而可能出现对普通感染产生一种罕有的反应，继而出现基因转变的癌细胞。

3.遗传因素

有染色体畸变的人群白血病的发病率高于正常人。当家庭中一个成员发生白血病时，其近亲白血病的发生率较一般人高4倍，单卵孪生儿中一个患白血病，另一个患病率为20%～25%。染色体数量的增加或减少等数目异常，以及易位、倒置、缺失等结构异常，使基因的结构、表达异常，基因表达和(或)基因的失活是细胞恶变的基础之一。

4.放射因素

电离辐射、放射、核辐射等可能激活隐藏在体内的白血病病毒，使癌基因畸变或因抑制机体的免疫功能而致白血病。接受过量放射线诊断和治疗也可能导致白血病发生率增加。

(二)发病机制

尚未完全明确，下列机制可能在白血病的发病中起重要作用。

1.原癌基因转化

当机体受到致癌因素作用时，原癌基因可发生突变、染色体重排或基因扩增，转化为肿瘤基因，从而导致白血病的发生。

2.抑癌基因畸变

近年研究发现正常人体存在着抑癌基因，当这些抑癌基因发生突变、缺失等变异时，失去其抑癌活性，造成癌细胞异常增殖而发病。

3.细胞凋亡受抑

细胞凋亡是在基因调控下的一种细胞主动性自我消亡过程，是人体组织器官发育中细胞清除的正常途径。当细胞凋亡通路受到抑制或阻断时，细胞没有正常凋亡而继续增殖导致恶变。

4."二次打击"学说

患儿具有两个明显的间隔或大或小的短暂接触窗，一个在子宫内(白血病可有染色体重排)；另一个在出生后，以致产生第二个遗传学改变，从而导致白血病细胞的全面爆发。

(三)临床分类

根据白血病细胞的分化程度、自然病程的长短，可将白血病分为急性和慢性两大类。急性白血病的分类与分型对其诊断、治疗和提示预后都有一定意义。目前，常采用形态学(M)、免疫学(I)、细胞遗传学(C)及分子生物学(M)，即MICM综合分型，更有利于指导治疗和判断预后。形态学分型(FAB分型)将急性白血病分为急性淋巴细胞白血病(简称急淋，ALL)和急性非淋巴细胞白血病(简称急非淋，ANLL)，其中急性淋巴细胞白血病分为L_1、L_2、L_3 3个亚型；急性非淋巴细胞白血病分为原粒细胞白血病未分化型(M_1)、原粒细胞白血病部分分化型(M_2)、颗粒较多的早幼粒细胞白血病(M_3)、粒-单核细胞白血病(M_4)、单核细胞白血病(M_5)、红白血病(M_6)、急性巨核细胞白血病(M_7)和微小分化型(M_0)8个亚型。小儿时期以急性淋巴细胞白血病发病率最高，约占小儿白血病的75%以上，急性非淋巴细胞白血病占20%～25%。

二、临床表现

各型白血病的临床表现虽有一定差异但大致相同，症状一般由以下3种原因引起：骨髓功能丧失、白血病细胞浸润、癌症一般症状。

(一)骨髓功能丧失

症状视骨髓受癌细胞破坏程度而定，早期诊断者可能只有一系不正常，但多数患儿发病时骨髓三系功能均受影响。

1.贫血

患儿面色苍白，虚弱无力及容易疲倦、欠活泼、食欲缺乏、精神不振等；出现较早，进行性加重。以皮肤和口唇黏膜较明显，随着贫血的加重可出现活动后气促、虚弱无力等症状。主要是由于骨髓造血干细胞受抑制所致。

2.出血

骨髓内巨核细胞受抑制，正常血小板数量急剧下降，出现瘀斑、紫癜及出血点，当发生在不常见的部位，如腰及胸前等，常显示有出血性疾病。黏膜出血亦比较常见，如鼻出血及牙龈出血。偶见颅内出血，出血的原因除血小板的质与量异常外，亦可由于白血病细胞对血管壁的浸润型损害，使渗透性增加。

(二)发热及感染

粒细胞减少，同时免疫系统受抑制，患儿发生感染的机会较多，如肺炎、肠胃炎等，这些均可引起发热。但白血病亦可发热，不需伴有任何感染，持续时间超过1周颇为常见。白血病热型不定，可低热或高热，间伴有寒战，可呈间断性，抗生素治疗一般无效。

1.白血病细胞浸润

白血病是一种全身性疾病，其癌细胞随血液流至全身各处，故影响甚广。

2.淋巴组织肿大

较常见于急性淋巴细胞白血病，局限于颈、颌下、腋下、腹股沟等处淋巴结肿大，无压痛，感觉较硬，数量亦较多，而感染引起的反应性肿大常有压痛，如有腹腔淋巴结浸润者常诉腹痛。纵隔淋巴结肿大多见于10岁以上男孩，可引起压迫症状，如静脉回流受阻使面部肿胀，气管受压而引起呼吸困难，应尽早治疗。

3.肝大、脾大

甚为普遍，尤其是急性淋巴细胞白血病。肝脾表面光滑，质软并无压痛，一般未达脐下。

4.骨及关节

白血病为骨髓病，癌细胞浸润引起骨及关节疼痛甚为普遍，约有1/4的患儿以骨或关节疼痛为首发症状，这是由于白血病细胞浸润骨膜或骨膜下出血所致，四肢长骨、背部等较常见，部分呈游走性关节痛，一般无红肿。

5.中枢神经系统

白血病细胞可经血液扩散至中枢神经系统，但发病时少有症状。即使脑脊液有异常白细胞出现，患儿极少有头痛或呕吐等颅内压增高症状。当白血病细胞侵犯脑实质和(或)脑膜时即导致中枢神经系统白血病(CNSL)，出现头痛、呕吐、嗜睡、视盘水肿、惊厥甚至昏迷，以及脑膜刺激征等颅内压增高的表现。

6.浸润脊髓

浸润脊髓可致截瘫，脑脊液中可发现白血病细胞。白血病细胞浸润眶骨、颅骨、胸骨、肋骨或肝、肾、肌肉等组织，局部呈块状隆起，形成绿色瘤。白血病细胞也可浸润皮肤、睾丸、心脏、肾脏等组织器官而出现相应的症状、体征。

7.癌症

一般症状可有发热、体重下降、食欲缺乏、盗汗等。

三、辅助检查

(一)血常规

红细胞及血红蛋白均减少,大多为正细胞正血色素性贫血。网状红细胞数大多较低,少数正常,偶在外周血中见到有核红细胞。白细胞计数增高者占50%以上,以原始细胞和幼稚细胞为主。血小板大多减少。

(二)骨髓象

骨髓检查是确立诊断和评定疗效的重要依据。典型的骨髓象为该类型白血病的原始及幼稚细胞极度增生,少数患儿表现为骨髓增生低下。

(三)组织化学染色

有助于鉴别细胞类型,如过氧化酶、酸性磷酸酶等。

(四)其他检查

(1)白血病免疫分型(流式)、融合基因、染色体检查,有助于完善白血病MICM诊断,指导个体化治疗。

(2)出血时间、凝血酶原时间、肝功能、胸部X线等检查。

四、诊断

(一)急性白血病诊断标准

典型病例根据临床表现、血常规和骨髓象的改变即可做出诊断,其诊断要点如下。

(1)持续发热,兼有贫血或出血,应考虑白血病。

(2)淋巴结肿大及肝大、脾大常见于急性淋巴细胞白血病。

(3)有持续骨痛或关节痛,应小心查看血常规是否异常。

(4)怀疑白血病者,应做骨髓穿刺确定。

(二)中枢神经系统白血病

(1)治疗前有或无中枢神经系统症状或体征。

(2)脑脊液中白细胞计数$>5\times10^9/L$,并且在脑脊液沉淀制片标本中,其细胞形态为确定无疑的原始白细胞、幼稚白细胞。

(3)能排除其他原因引起的中枢神经系统表现和脑脊液异常。

(三)睾丸白血病的诊断标准

(1)单侧或双侧睾丸肿大,质地变硬或呈结节状,缺乏弹性感,透光试验阴性。

(2)睾丸超声检查可发现非均质性浸润灶。

(3)活组织检查可见白血病细胞浸润。早期症状不典型,特别是血常规中白细胞数正常或减少者,其血涂片不易找到幼稚细胞时,应做好鉴别诊断。

五、治疗

白血病的治疗主要是以化疗为主的综合疗法,其原则是早期诊断、早期治疗、严格区分白血病类型、按类型选用不同方案、争取尽快完全缓解;同时要早期预防中枢神经系统白血病和睾丸白血病;重视支持疗法和造血干细胞移植等;化疗采用联合(3～5种)、足量、间歇、交替及长期的治疗方针。

(一)对症、支持疗法

包括加强营养、防治感染、成分输血、给予集落刺激因子、防治高尿酸血症等。

(二)联合化疗

目的是杀灭白血病细胞,解除白血病细胞浸润引起的症状,使病情缓解,直至治愈。通常按次序、分阶段进行。

1.诱导缓解

联合数种化疗药物,最大限度杀灭白血病细胞,使其达到完全缓解。

2.巩固、强化治疗

在缓解状态下最大限度杀灭微小残留的白血病细胞,防止早期复发。

3.防治髓外白血病

积极预防髓外白血病(如中枢神经系统白血病、睾丸白血病)是防止骨髓复发和治疗失败的关键。

4.维持及加强治疗

巩固疗效,达到长期缓解或治愈。持续完全缓解2.5～3.5年者方可停止治疗。停药后尚须继续追踪观察数年。

(三)造血干细胞移植

不仅可提高患儿的长期生存率,而且还可能根治白血病。目前造血干细胞移植多用于急性非淋巴细胞白血病(ANLL)和部分高危、复发急性淋巴细胞白血病(HR-ALL)患儿,而标危急性淋巴细胞白血病(SR-ALL)一般不采用此方法。

(四)白血病的缓解标准

1.完全缓解

临床无贫血、出血、感染及白血病细胞浸润表现;血常规示血红蛋白>90 g/L,白细胞正常或减低,分类无幼稚细胞,血小板>100×10^9/L;骨髓象显示原始细胞加早幼阶段细胞(或幼稚细胞)<5%,红细胞系统及巨核细胞系统正常。

2.部分缓解

临床、血常规及骨髓象3项中有1项或2项未达到完全缓解标准,骨髓象中原始细胞加早幼细胞<20%。

3.未缓解

临床、血常规及骨髓象三项均未达到完全缓解标准,骨髓象中原始细胞加早幼细胞>20%,其中包括无效者。

六、护理

(一)护理评估

(1)评估患儿的意识及精神状态,为患儿测量生命体征、身高、体重,了解患儿家属对疾病的认知情况。

(2)询问患儿既往史,过敏史,手术史,有无放射线、辐射及化学物质接触史,家族史,非首次入院患儿应评估患儿既往化疗过程等。

(3)评估患儿的营养状况及自理能力,了解患儿大小便及睡眠情况。

(4)评估患儿病情,了解患儿本次发病的时间、主要症状和体征,观察有无感染的征象;观察患儿有无乏力、面色苍白、精神食欲差等贫血的表现;观察患儿有无出血点及瘀斑、有无鼻出血、出血倾向;有无肝大、脾大、淋巴结肿大情况。

(5)了解患儿的相关检查及结果,主要包括与诊断有关的实验室检查,如血常规、骨髓穿刺检查、组织化学染色等。

(6)心理-社会状况:了解患儿家属对患儿疾病拟采取的治疗方法、对治疗及可能导致并发症的认知程度、家庭经济承受能力,以提供相应的心理支持。

(二)护理措施

1.一般护理

(1)休息与活动:急性白血病有发热及出血倾向时,患儿应卧床休息,减少消耗,防止出血。长期卧床者,应经常更换体位,预防压疮。

(2)饮食护理:患儿应进食新鲜易消化的高蛋白、高维生素、高热量饮食,避免进食高脂、高糖、产气过多和辛辣刺激性的食物,尽量满足患儿的饮食习惯以及对食物的要求;应鼓励患儿进食,以保证各种营养素的摄入,提高机体抵抗力;外购熟食应先蒸透后再食用,不吃生、冷、剩、过硬食品、不易消化及不洁食品,水果应洗净、去皮;养成良好的饮食卫生习惯,防止病从口入。化疗期间的患儿必须供给充足的水分,防止高尿酸血症的发生,促进患儿体内化疗药物的排泄。

(3)预防感染:白血病患儿免疫功能下降,化疗常致骨髓抑制,极易发生感染。感染是导致白血病患儿死亡的重要原因之一。①保护性隔离:应与其他病种患儿分室居住,粒细胞数极低($<0.5\times10^9$/L)和免疫功能明显低下者应住单间、空气层流室或无菌层流床;尽量减少探视的人员和次数,进入病室的工作人员及探视者应更换戴口罩、洗手,有感染者禁止进入病室;病室每天紫外线照射消毒,定时开窗通风,以保持室内空气新鲜。②严格执行无菌操作技术,遵守操作规程,进行任何穿刺前,必须严格消毒;各种管道或伤口敷料应定时更换。

(4)皮肤、黏膜护理:化疗期间最易发生呼吸道、皮肤、黏膜感染,尤其是口腔、鼻、外耳道及肛周部位的感染。故应在进餐前后、睡前以温开水或漱口液漱口;每天沐浴,勤换内衣、内裤;保持大便通畅,保持肛周、会阴皮肤清洁,每天进行3%硼酸坐浴,避免发生肛周感染。

(5)口腔黏膜并发症的预防和护理:①一般餐后用生理盐水或淡盐水漱口。②应用化疗药物期间需改变口腔pH以抑制微生物繁殖,日常漱口可用复方氯己定含漱液,年龄较小的患儿不会漱口可用棉签蘸康复新液涂抹于口腔黏膜;如出现鹅口疮等真菌感染,用制霉菌素涂口腔治疗,必要时可用氟康唑涂口;抗厌氧菌感染时用甲硝唑漱口;过氧化氢具有强氧化离子可广谱杀菌;颊黏膜增厚时产生的白膜,可先用甲硝唑或过氧化氢嘱患儿含15~20分钟,去除白膜后可用重组人表皮生长因子(金因肽)喷口腔,促进表皮生长。应用大剂量甲氨蝶呤后易引起的口腔溃疡,可用亚叶酸钙加入甲硝唑内嘱患儿漱口。

(6)避免部分疫苗接种:避免接种麻疹、风疹、水痘等减毒活疫苗和口服脊髓灰质炎糖丸,以防发病。

2.病情观察

(1)密切观察患儿生命体征:神志、体温、脉搏、呼吸、血压等的变化,发现问题及时告知医师,并给予相应处理。

(2)观察患儿贫血的程度,观察患儿面色、甲床、口腔黏膜等;周身有无出血点、瘀斑等。

(3)并发症:观察患儿有无感染的早期表现如牙龈肿胀、咽红、吞咽疼痛感、皮肤破损、外阴肛周红肿等;观察患儿有无出血倾向,注意监测呼吸、脉搏、血压等变化。

(4)维持正常体温:观察患儿体温变化,患儿出现体温升高时,给予患儿物理降温,若温度超过 38.5 ℃,且物理降温效果不佳时,应遵医嘱给予患儿口服降温药(对乙酰氨基酚),24 小时之内单一退热剂口服不可超过 4 次,必要时可给予患儿两种退热剂交替口服;患儿出现体温升高后还应给予患儿静脉采血(血常规、快速 C 反应蛋白、血培养、血生化),根据血常规给予患儿加用抗生素治疗;保证患儿的入量,根据患儿的食欲情况,必要时给予患儿静脉补液治疗;物理降温时忌用安乃近和 75%乙醇擦浴,以免降低白细胞及增加出血倾向。密切观察患儿降温效果,避免体温骤降,以免引起虚脱,体温未降至 38.5 ℃以下时,每半小时测量体温一次,注意观察患儿生命体征的变化。

3.出血护理

出血是白血病患儿的又一主要致死原因,重要脏器出血可危及患儿生命,需注意以下几点:血小板低于 20×10^9/L 时要求患儿绝对卧床休息;避免进食过硬、刺激性强的食物,以避免消化道黏膜损伤、出血;保持大便通畅,不要用力排便;勿用手挖鼻孔,防止鼻出血,一旦出现可用止血纱布填塞鼻腔,若止血效果欠佳,可用盐酸肾上腺素棉球进行止血,必要时请耳鼻喉科会诊,给予油纱条填塞;注射或穿刺结束后按压穿刺部位 5~10 分钟,减少出血的发生;使用软毛牙刷进行口腔清洁,牙龈出血时局部可用止血纱布、吸收性明胶海绵等压迫止血;胃肠道出血时注意禁食,记录呕血、便血量;保证患儿每天所需入量,遵医嘱给予患儿静脉营养治疗;颅内出血时要求患儿绝对卧床休息,开放静脉通路,以备治疗用药及输血之用,做好一切抢救准备。

4.用药护理

熟悉各种化疗药物的特性、药理作用及给药途径,了解化疗方案。

(1)正确给药:化疗药物多为静脉给药,且有较强的刺激性,药液渗漏可致局部疼痛、红肿甚至坏死。因此,应首选使用中心静脉,以减轻反复穿刺给患儿带来的痛苦,降低因化疗药物刺激或外渗造成皮肤组织红肿、坏死的概率。如使用外周静脉,则应选择较为粗直的血管,尽量一次穿刺成功,避免反复穿刺,输液前先用生理盐水冲管,确定留置针在血管内后再开始输液。操作中护士要注意自我保护,如戴好一次性手套,以防药液污染。

（2）使用外周静脉进行化疗药物输注，出现化疗药物外渗时，应立即给予患儿停止化疗药物的输注，用注射器回抽外渗的药物后拔针，按比例配制20%利多卡因、5%碳酸氢钠及地塞米松封闭液，给予患儿外渗部位局部封闭治疗。待穿刺部位停止出血后，避开针眼部位，给予患儿20%硫酸镁局部湿敷及多磺酸黏多糖（喜辽妥）外涂；根据外渗药物的种类使用冷敷或热敷；抬高患肢及避免局部受压评估并记录外渗的穿刺部位、面积，外渗药液的量，皮肤的颜色、温度，疼痛的性质。

（3）由于白血病患儿化疗时间较长，长期静脉输注化疗药物，对外周血管损伤较大，根据患儿的家庭状况，可给予患儿静脉输液港的植入或进行外周中心静脉导管（PICC）置管，以减少患儿化疗期间穿刺带来的疼痛，保护外周血管。

（4）使用外周静脉进行发泡剂化疗药物包括蒽环类（多柔比星、表柔比星、吡柔比星、柔红霉素），植物碱类（长春新碱、长春碱、长春地辛、长春瑞滨）等输注时，需重新选择血管，穿刺成功后进行输注。输注蒽环类药物结束后，需用生理盐水及地塞米松静脉推注后拔针，穿刺点周围用20%硫酸镁局部湿敷。

（5）告知患儿及其家属，患儿在输注化疗药物期间，尽量减少输液侧肢体活动，避免碰伤。

（6）输液时遵医嘱准确调节输液速度，告知患儿及其家属切勿自行调节输液速度，护士加强巡视。

（7）注意药物间的配伍禁忌，避免因药物间的相互反应增加药物毒性引起静脉炎。

（8）熟悉药物的特性：①某些药（如门冬酰胺酶）可致变态反应，用药前应询问患儿用药史及过敏史，停药7日以上者，再次用药时应重新进行皮试，用药过程中要观察有无变态反应，用药后对患儿的血糖进行监测，并调整成低糖饮食。②环磷酰胺（CTX）及异环磷酰胺（IFO）可致出血性膀胱炎，应保证患儿入液量，用药期间密切关注患儿出入量变化，并给予患儿使用泌尿系统保护剂（美司钠）静脉推注，若患儿出现血尿时，应立即告知医师，给予患儿停用环磷酰胺或异环磷酰胺。③长春新碱可引起外周神经炎导致手脚麻木感，停药后可自行消失，应用此药物时应重新进行外周静脉穿刺。④柔红霉素、多柔比星、表柔比星、依达比星、米托蒽醌等可引起心脏毒性，用药前行心电图、心脏彩超检查，输注时速度宜慢并给予患儿行心电监护，观察患儿面色、心律等情况。输注此类药物时可给予患儿加用心脏保护剂右雷佐生，应用此药物时应重新进行外周静脉穿刺。⑤甲氨蝶呤可引起口腔黏膜炎，应用甲氨蝶呤化疗时，应加强患儿口腔护理，给予患儿加用甲硝唑漱口。行大剂量甲氨蝶呤化疗时，可在甲硝唑中加入亚叶酸钙进行漱口；若患儿浓度下降不理想，可加用碳酸氢钠口服，并停用联磺甲氧苄啶口服。少数患儿应用甲氨蝶呤时可出现变态反应，用药前可给予患儿加用抗过敏药物，如氯雷他定（开瑞坦）、地塞米松等。⑥阿糖胞苷进行化疗时可引起患儿体温升高，患儿用药期间，应密切关注患儿体温变化。⑦泼尼松和地塞米松口服均可出现免疫抑制、高血压及库欣综合征等，患儿服药期间，应密切关注患儿血压变化，注意保护性隔离，预防感染。⑧因化疗药物的特殊性，大多数化疗药物光照后可导致药物成分分解，静脉滴注时需使用避光输液器并用黑布包裹输液袋。⑨骨髓抑制的防护：应用化疗药物后骨髓抑制最低点在第 7～14 天，患儿极易发生感染，如出现粒缺或粒零状态时，需及时进行重组人粒细胞集落刺激因子（特尔津）皮下注射升白细胞必要时，应用丙种球蛋白。⑩尿酸性肾病的防护：化疗早期由于大量白血病细胞破坏分解而引起高尿酸血症，导致尿酸结石、少尿或急性肾衰竭，因此保证患儿每天充足饮水，准确记录出入量。

（9）观察及处理药物毒性反应：使用化疗药物后可引起骨髓抑制而使患儿易感染和出血，故应监测血常规，及时防治感染及出血；引起胃肠道反应，如恶心、呕吐，严重者应给予止吐药盐酸昂丹司琼注射液（枢丹）或注射用盐酸托烷司琼（罗亭），监测电解质，避免电解质紊乱；口腔有溃疡者，加强口腔护理，积极用漱口水漱口；给予清淡、易消化的流质或半流质饮食；脱发者应先告知患儿及其家属脱发现象是可逆的，停药后可长出新头发，脱发后可戴假发、帽子或围巾，年幼儿用药前可先将头发剃光；应用糖皮质激素后可出现满月脸及情绪改变等，应告知年长患儿及其家属停药后症状会消失，并多关心患儿，勿嘲笑或讥讽患儿。

5.输注血制品护理

白血病患儿在治疗过程中往往需要输注成分血或全血进行支持治疗。所有血制品输注均应严格执行输血查对制度及无菌操作技术原则，同时应注意观察输血引起的不良反应，书写护理记录单。

6.心理护理

家属的心态对孩子起着至关重要的作用。患儿被确诊白血病时，很多家属不能接受，持怀疑态度，抱侥幸心理，成为事实后，表现为恐惧不安、不知所措甚至出现精神障碍。护理人员应该耐心向家属解释疾病的情况，怎么治疗、护理等，鼓励他们在孩子面前要保持乐观，消除孩子的恐惧，增强战胜疾病的信心；关注患儿的心理反应，由于不同年龄阶段，对疾病有不同的认识，调查研究显示，11 岁以下的患儿对白血病的诊断认识肤浅，表现不出恐惧感，疾病的诊断对患儿的心理行为影响不大，主要受住院治疗，尤其是穿刺疼痛、化疗药物所致的胃肠道反应，会出现恐惧、烦躁不安，对于这些可以通过玩耍、讲故事等分散其注意力，减轻患儿痛苦。年长儿知道自己的病情和预后情况时会产生悲观、绝望，甚至拒绝接受治疗，这时护理人员应该为其讲解一些白血病的相关知识，解除患儿的忧虑，宣传随着医学的发展，白血病已不是不治之症，有很多白血病成功医治的案例，鼓励他们积极配合，增强其战胜疾病的信心。

七、健康教育

(一)饮食指导

(1)鼓励患儿进食，食品食具应消毒，食用水果前应洗净、去皮。

(2)进食高蛋白、高热量、丰富维生素清淡易消化饮食；避免油腻、煎炸及辛辣食物。

(3)指导家属经常更换烹调方式，注意食物色、香、味的调配，以增强患儿食欲。

(二)用药指导

向患儿家属详细讲解白血病的有关知识，化疗药的作用和毒副作用，护理要点、注意事项及操作方法；指导家属观察患儿用化疗药后的反应及临床症状，总结规律特点，为下个疗程积累经验；指导患儿及家属遵医嘱用药，不可滥用药物。

(三)休息与活动指导

生命体征平稳的情况下，应根据患儿身体状况，酌情尽早参加户外活动，注意劳逸结合，与外界接触，加强心理调节，尽早回归社会。

(四)注意患儿病情变化

(1)指导患儿早晚用软毛牙刷刷牙，餐后漱口，多饮水，保持口腔清洁湿润。

(2)保持大便通畅，便后用清水清洗或遵医嘱每天用硼酸坐浴 10～15 分钟，预防肛周感染。

(3)鼻出血的处理：让患儿采取坐位，用拇指和示指捏住鼻子的前部并用手指将鼻翼向鼻中隔处挤压，同时让患儿低头，张口呼吸，嘱其不要将血液咽下。如按压数分钟后仍无法止血则应立即前往医院进行处理。

(4)体温升高的处理。患儿化疗结束后进入骨髓抑制期，抵抗力偏低，易发生感染，应密切关注患儿体温变化。患儿出现体温变化时，应立即携患儿至医院进行血常规检查，加用抗生素治疗，以控制感染。若中性粒细胞计数偏低时，可给予患儿皮下注射升白药如重组人粒细胞集落刺激因子(特尔津)。

(5)指导家属制订出家庭护理程序、服药顺序、饮食营养和复查时间。教会家属如何预防感染和观察感染及出血征象,出现异常如发热、心率呼吸加快、鼻出血或其他出血征象,及时就诊。

第九节 过敏性紫癜临床护理

过敏性紫癜又称亨-舒综合征,是以毛细血管变态反应性炎症为病理基础的结缔组织病,以小血管炎为主要病变的系统性血管炎。临床上以血小板不减少性紫癜、关节肿痛、腹痛、便血、血尿和蛋白尿为特征。多发生于2~8岁的儿童,男孩多于女孩,一年四季均可发病,以春秋两季居多。

一、病因及发病机制

(一)病因

病因不明确,目前认为本病是一种免疫反应性疾病,其发病可能与以下因素有关:感染(细菌、病毒、寄生虫等)、食物(牛奶、鸡蛋、鱼、虾、蟹等)、药物(安乃近、氯霉素、磺胺类、异烟肼、阿司匹林等)、花粉、疫苗接种、蚊虫叮咬等。患儿在发病前1~3周有上呼吸道感染史,约50%的患儿有链球菌感染,且具有家族遗传倾向。

(二)发病机制

发病机制主要是具有敏感素质的机体对上述致敏因素发生不恰当的免疫应答,形成免疫复合物,沉积于全身小血管壁,引起血管炎。严重时可发生坏死性小动脉炎,血管壁通透性增加导致皮肤、黏膜和内脏、器官出血及水肿。

组织损伤的免疫反应有两种方式:一种为速发型变态反应,无补体参与,体内产生的抗体与再次进入体内的抗原发生免疫反应,使组织和器官损伤;另一种是有补体参与的免疫反应,机体产生自身抗原,形成抗原抗体复合物,从而造成组织和器官损伤。

二、临床表现

本病多为急性起病,各种症状可以不同组合,出现顺序先后不一,首发症状以皮肤紫癜为主，少数病例以腹痛、关节炎或肾脏症状首先出现。起病前1～3周常有上呼吸道感染史，可伴有不规则发热、乏力、食欲减退、头痛、腹痛及关节痛等非特异性表现。

(一)皮肤紫癜

反复出现皮肤紫癜为本病特征，多见于四肢及臀部，呈对称性，分批出现，伸侧较多，面部及躯干较少。初起呈紫红色斑丘疹，高于皮面，压之不褪色，数日后转为暗紫色，最终呈棕褐色而消退。少数重症患儿紫癜可融合成大疱伴出血性坏死，部分病例可伴有荨麻疹和血管神经性水肿。皮肤紫癜一般在4周后消退，部分患儿间隔数周、数月后又复发。

(二)消化道症状

约2/3的患儿出现消化道症状，一般以阵发性剧烈腹痛为主，伴恶心、呕吐或血便，腹痛位于脐周和下腹部，此型临床称为“腹型”紫癜。少数患儿偶尔并发肠套叠、肠梗阻或肠穿孔及出血性坏死性小肠炎，均需外科手术治疗。但应注意若腹痛出现在皮肤症状之前，易误诊为外科急腹症，甚至误行手术治疗。

(三)关节症状

约1/3患儿可出现膝、踝、肘、腕等大关节肿痛，表现为关节及关节周围肿胀、疼痛及触痛，同时伴有活动受限，此型临床称为“关节型”紫癜。关节腔有浆液性积液，但一般无出血。关节病变常为一过性，多在数日内消失，不遗留关节畸形。

(四)肾脏症状

30%～60%患儿有肾脏受损的临床表现，多发生于起病1个月内，亦可在过敏性紫癜的全过程，甚至皮疹消退后的静止期。症状轻重不一，呈肾炎、肾病综合征或慢性肾衰竭表现，可见血尿、蛋白尿和管型，甚至可有水肿和高血压，此型临床称为“肾型”。虽然半数以上患儿可自行痊愈，但少数患儿的血尿、蛋白尿及高血压可持续很久。

(五)其他表现

偶尔发生颅内出血、肺出血、鼻出血、牙龈出血、心肌炎、睾丸炎等。

三、辅助检查

无特异性试验指标，以下检查多以鉴别诊断为目的。

(1)白细胞数量正常或增加，中性粒细胞数量可增高，嗜酸性粒细胞数量增加并不多见；除非严重出血，一般无贫血；血小板计数正常甚至升高，出血时间和凝血时间正常，血块收缩试验正常，部分患儿毛细血管脆性试验阳性。

(2)尿常规可有红细胞、蛋白、管型，重症有肉眼血尿。

(3)消化道受累时大便潜血可呈阳性。

(4)腹部B超检查有利于早期诊断肠套叠；有中枢神经系统症状患儿可行头颅MRI检查；肾脏症状较重和迁延者可行肾活检病理检查，以了解病情并给予相应治疗。

四、诊断

皮肤症状典型者，如紫癜在大腿伸侧和臀部分批出现，对称分布，大小不等，诊断并不困难；若有临床表现不典型，皮肤未出现紫癜时，容易误诊为其他疾病，需与免疫性血小板减少性紫癜、风湿性关节炎、败血症、其他肾脏疾病和外科急腹症等鉴别。

五、治疗

(一)一般治疗

积极寻找和去除致病因素，卧床休息；控制感染，补充维生素。腹痛时应用解痉剂，消化道大出血时应禁食，可静脉滴注西咪替丁，必要时输血；有荨麻疹或血管神经性水肿时，应用抗组胺药物及钙剂进行抗过敏治疗。

(二)激素治疗

激素和免疫抑制剂内脏受累时可给予激素治疗；急性期对腹痛和关节痛可缓解，但预防肾脏损害的发生疗效不确切，亦不能影响预后。泼尼松每天1～2 mg/kg，分次口服，或用地塞米松、甲泼尼龙每天5～10 mg/kg，静脉输注，症状缓解后即可停用。严重过敏性紫癜肾炎可加用免疫抑制剂，如雷公藤多苷片、环磷酰胺、硫唑嘌呤等。

(三)抗凝治疗

阻止血小板聚集和血栓形成的药物(双嘧达莫、阿司匹林)口服，必要时可应用肝素和尿激酶静脉滴注。

(四)其他

利于血管炎恢复方面，可应用钙通道阻滞剂，如硝苯地平，每天0.5～1.0 mg/kg，分次服用；非甾体抗炎药，如吲哚美辛，每天2～3 mg/kg，分次服用；中成药，如贞芪扶正冲剂、复方丹参片、银杏叶片，口服3～6个月，可补肾益气，活血化瘀。

六、护理

(一)护理评估

(1)评估患儿的意识及精神状况,为患儿测量生命体征、身高、体重,了解患儿家属对疾病的认知情况,特别是本病易复发以及肾脏损害问题。

(2)询问患儿既往史、发病前是否接触变应原如用药、食物、花粉和蚊虫叮咬等,有无家族史、手术史。

(3)评估患儿的营养状况及自理能力,了解患儿的大小便情况,有无血尿或血便,评估患儿的睡眠状况。

(4)评估患儿病情,询问患儿皮疹出现的时间及分布;了解患儿是否有出血症状及有无关节肿胀情况;有无皮肤紫癜,周身出血点;有无胃肠道症状如恶心、呕吐、腹痛等;有无关节疼痛和活动受限、有无肾脏症状如水肿、血尿、蛋白尿等;评估患儿有无乏力、发热、食欲减退等。

(5)了解患儿的相关检查结果,主要包含用于诊断的实验室检查结果,如血常规、出凝血时间、束臂试验结果、尿常规等。

(6)心理-社会状况:了解患儿家属对患儿疾病拟采取的治疗方法、家庭经济承受能力,家属有无紧张、焦虑等心理,从而提供相应的心理支持。

(二)护理措施

1.一般护理

(1)活动与休息:保持室内空气新鲜,经常通风,温湿度适宜,急性期患儿绝对卧床休息,待病情稳定后可适当活动。

(2)饮食护理:饮食护理尤为重要,饮食治疗在本病的康复中起重要作用,应给予患儿维生素丰富,尤其是多食富含维生素 C 及维生素 K 的食物,如新鲜蔬菜、水果。维生素 C 是保护血管和降低血管通透性的必需物质;维生素 K 可增加凝血因子的水平,有利于凝血和止血。进食清淡、少渣或无渣,易消化的流质饮食或软食,少食多餐,禁食动物蛋白,如鱼、虾、鸡蛋、牛奶等;忌食辛辣、油腻、粗糙、硬质食物,以免损伤消化道黏膜;肾型紫癜患儿还应给予低盐饮食;腹型紫癜患儿如出现剧烈腹痛时应禁食;有消化道出血时,应给予无渣流食,严重者应禁食水,必要时给予患儿静脉营养治疗。

(3)预防感染:注意保护性隔离,凡有感冒或其他感染性疾病的患儿应避免与患儿接触,预防交叉感染。患儿进食后用复方氯己定、康复新或淡盐水漱口,以防口腔感染。使用 3%硼酸坐浴,预防肛周感染。

2.病情观察

(1)一般观察:密切观察患儿生命体征变化,注意患儿尿色、尿量,大便的颜色及性状,避免大便干燥,准确记录出入量。

(2)皮肤护理:皮疹及皮肤紫癜是本病的主要特征之一,多发生在四肢,下肢及臂部尤多。应密切观察皮疹形态、颜色、数量、部位、是否有新出血点,每天详细记录皮疹变化。患儿应剪短指甲,嘱其勿搔抓皮疹处,如有破溃应及时处理,防止出血和感染;如无破溃瘙痒明显,可用炉甘石洗剂外涂瘙痒处;保持皮肤清洁、干燥,勤洗澡,勤更换柔软干净的内衣,不可用肥皂擦洗皮肤,注射时要避开皮肤紫癜处。除去可能存在的致敏原。

(3)腹痛护理:患儿多为阵发性剧烈性腹痛,以脐周或下腹部明显。应给予患儿卧床休息,并观察患儿有无呕吐、便血等。注意观察患儿疼痛的部位、性质、程度及持续时间,当患儿呕吐时,取侧卧位,保持呼吸道通畅,防止窒息发生,并详细记录呕吐物的颜色,性质和量。腹痛时严禁腹部热敷和强行按摩,防止意外发生。必要时遵医嘱给予解痉剂缓解疼痛,正确应用止血药。腹痛缓解后应给予患儿无动物蛋白、无渣流质饮食少许,待激素使用 2 天后腹痛、关节痛消失,无新发的皮肤紫癜出现时,饮食可开始增加至有渣食物,再添加少许青菜泥。2 天内病情无反复,再加另一种蔬菜,若病情严重者应给予患儿禁食,经静脉供给营养。

(4)关节疼痛护理:嘱患儿卧床休息,观察疼痛部位,性质,程度及肿胀情况,保持患肢功能位置,协助患儿取舒适体位,分散患儿注意力缓解疼痛,避免在患肢进行静脉输注。膝关节疼痛的患儿可在膝下垫一小枕,使关节处于放松位,以减轻疼痛。

3.用药护理

(1)避免接触致敏原,积极控制感染。

(2)使用激素时首选泼尼松,应按时按量服药逐渐减量,不可擅自停药。

(3)应用甲泼尼龙冲击治疗时注意监测血压、心率、呼吸的变化,防止血压突变,控制滴速,最好泵入。

(4)应用钙剂时应加强巡视,防止药物外渗,钙剂易与多种药物发生反应,应单独进行静脉输注。

(5)因静脉留置针常采用肝素封管,过量可致自发性出血加重,应严格观察患儿有无皮肤黏膜、消化道出血、伤口出血加重的情况,应控制推注肝素的剂量,避免超量使用。

4.心理护理

由于患儿家属对过敏性紫癜知识了解比较缺乏，致敏原因复杂，一部分患儿不能马上找到致病原因；再加上皮肤出血点，腹痛、关节痛等多种复杂症状，家属十分焦急，会产生过度恐惧以及绝望等心理反应。积极应对患儿的需求，对家属进行发病机制和治疗方案的详细解释。进行床头交接班，并与家属进行良好的沟通，及时发现患儿的异常行为。生活上主动关心患儿，取得其信任，增加其安全感。关心、爱护患儿，鼓励家属尽量保持乐观情绪，树立治愈的信心。

七、健康教育

(一)饮食指导

注意饮食，因过敏性紫癜多由变应原引起，应禁食葱、蒜、辣椒、酒等刺激性食物，可适当地逐渐增加蔬菜品种，给予患儿清淡、少渣或无渣，易消化的流质饮食或软食，食物中应含有大量的维生素 C 及维生素 K 的食物。

(二)用药指导

嘱患儿家属按医嘱用药，尤其是激素应按要求逐渐减量，不可擅自将药物减停或更改药量。慎用能诱发本病的食物、药物等。

(三)活动与休息

患儿需注意休息，尤其发作期 3 个月左右，不能过于劳累，尽量减少活动，避免磕碰，以防出血，以免加重病情。避免情绪波动及精神刺激；控制和预防感染，积极清除感染灶，避免造成疾病的反复或加重，不去人群密集的地方，预防呼吸道、消化道等疾病，若感冒应给予患儿隔离；患病后不宜进行预防接种，避免与花粉等变应原相接触，防止过敏。

(四)随访复查

患儿 3 个月内每 1～2 周查一次尿常规，3 个月后每月查一次尿常规。根据患儿病情，按时复查相应指标，预防感染，出现不适，随时门诊就诊。

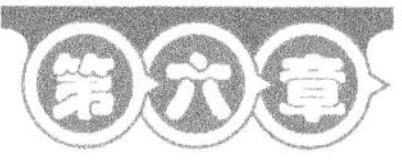

第六章 老年科临床护理

第一节 帕金森病临床护理

一、概念

帕金森病是一种常见的中老年人脑部组织进行性变性疾病，该病起病隐匿，且缓慢进展，不能自行缓解。主要是由于脑内黑质-纹状体环路的多巴胺能神经元严重退变，导致基底节神经环路的平衡失调。退变的黑质神经元中出现嗜伊红包涵体，称为Lewy小体。患者的临床特征是震颤、肌强直、运动缓慢，多数病例于发病后尚能继续工作，到疾病晚期，由于全身僵硬而不能起床，最后死于肺炎、骨折等各种并发症。

二、临床表现

帕金森病多于60岁以后发病，偶有20岁以上发病。初发症状以震颤最多(60%～70%)，其次为姿势障碍(12%)，肌强直(10%)和运动迟缓(10%)。

(一)运动症状

运动症状常自一侧上肢开始，逐渐波及同侧下肢、对侧上肢和下肢，呈"N"字形进展(65%～70%)，有的病例症状先从一侧下肢开始(25%～30%)。

1.静止性震颤

静止性震颤常为首发症状，约75%患者首先出现该症状。随意运动时减轻或停止，紧张或激动时加剧，入睡后消失。多始于一侧上肢远端，典型的表现是拇指与屈曲的示指间呈"搓丸样"震颤，令患者一侧肢体运动如握拳或松拳，可使另一侧肢体震颤更明显，有助于发现早期轻微震颤。

2.肌强直

当关节做被动运动时，各方面增高的肌张力始终保持一致，使检查者感到有均匀的阻力，类似弯曲软铅管的感觉，故称“铅管样强直”；合并有静止性震颤的患者中，检查者可感到在均匀的阻力中出现断续停顿，如同转动齿轮，称为“齿轮样强直”。

3.运动迟缓

随意运动启动障碍，动作缓慢、笨拙。病变早期，上肢精细动作变慢，运动范围变窄，突出表现为写字歪歪扭扭，越写越小，呈现“小字征”；解或扣纽扣、系鞋带等手指精细动作缓慢，逐渐发展成全面性随意运动减少、迟钝，晚期因合并肌张力增高，导致起床、翻身均有困难。体检可见面容呆板，双眼凝视、瞬目减少，形成“面具脸”；口、咽、腭肌运动徐缓时，语速变慢，语音低调。

4.姿势障碍

疾病早期表现为走路时患侧上肢摆臂幅度减小或消失，下肢拖曳。病情发展后，步伐逐渐变小变慢，启动、转弯时步态障碍尤其明显，自坐位、卧位起立时困难。有时行走中全身僵住，不能动弹，称为“冻结”现象。有时一旦迈步，即以极小的步伐向前冲去，越走越快，不能及时停住或拐弯困难，称为“慌张步态”。

(二)非运动症状

非运动症状也是常见的临床征象，而且有的可先于运动症状发生。

1.感觉障碍

很多早期帕金森病患者嗅觉减退或缺乏，中、晚期患者常有肢体麻木、疼痛，有些患者可伴有不安腿综合征。

2.自主神经功能障碍

临床比较常见，患者可出现便秘、脂溢性皮炎、多汗、尿急尿频、排尿不畅等症状，吞咽活动减少可导致流涎，超过一半的患者存在性功能障碍。

3.精神障碍

近半数帕金森病患者伴有抑郁，并常伴有焦虑。15%～30%的患者在晚期可发生认知功能障碍甚至痴呆，以及幻觉症状，其中视幻觉多见。

三、治疗原则

一般认为，在帕金森病不同的病情进展阶段，治疗目标有所不同。年轻的、早期患者以保持或恢复工作能力为目标，中晚期患者以保持或恢复生活自理能力为目标，晚期患者以减轻痛苦、延长生命为目标。对帕金森病的运动和非运动症状应采取综合治疗，包括药物、手术、康复、心理治疗和中医治疗。药物治疗是首选，是整个治疗过程中的主要治疗方式。手术治疗是药物治疗的有效补充手段。目前的治疗手段只能改善症状，不能有效阻止病情的进展，更无法治愈。

（一）药物治疗

目前抗帕金森病的药物都是治疗症状，多数药物在应用初期就有不良反应，以消化道症状最常见。所以应用每一种抗帕金森病的药物都要从很小剂量开始，缓慢加量，在无药物不良反应或可耐受范围内，达到最佳效果时，便以该剂量维持治疗。

1.保护性治疗

帕金森病患者一旦被诊断就应及早给予保护性治疗。目前临床上作为保护剂的药物主要是单胺氧化酶 B 型抑制剂和维生素 E。

2.症状性治疗

疾病早期若病情未影响患者的生活和工作能力，应鼓励患者坚持工作，参与社会活动。若有影响，则应予以症状性治疗。常用药物有抗胆碱能药、金刚烷胺、复方左旋多巴、多巴胺受体激动剂等。

（二）手术及干细胞治疗

早期药物治疗显效，而长期药物治疗疗效明显减退，同时出现异动症者可考虑手术治疗。手术方法有脑深部电刺激术和神经核毁损术手术，但仅能改善症状，不能根治疾病。干细胞治疗帕金森病在我国目前处于临床试验中，有效率较低。

（三）中医、康复及心理治疗

中药或针灸，康复及心理治疗作为辅助手段对改善症状也可起到一定作用。

四、护理干预

（一）安全护理

患者负责运动的锥体外系发生功能障碍，运动的随意肌失去协调和控制，产生震颤、关节僵硬、动作迟缓等运动障碍，使患者容易发生跌倒等意外伤害。

1.安全设施

在病房楼道、门把附近等增设扶手或座椅；配备牢固且高度适中的座厕，便于患者坐下或站起；在厕所、浴室增设可供扶持之物；让患者配备助行设备；将呼叫器及患者生活用品放在患者伸手可及之处；病床加用防护栏，以防坠床。

2.定时巡视

主动了解患者的需要，指导和鼓励患者自我照顾的前提下，适当协助患者洗漱、进食、沐浴、如厕等。

(二)饮食护理

患者常因手、头不自主震颤,进食时动作慢,吞咽困难,以致不能足够摄取日常所需热量,约70%的患者有体重减轻的现象。应少食多餐,增加饮食中热量、蛋白质的含量,多吃富含酪氨酸和硒的食物促进多巴胺合成,降低帕金森病综合征的危险。进食时安排愉快的气氛,多数患者喜欢单独进食。进食时保持坐位或半坐位,集中注意力;给予患者充分的时间进食,若进食中食物冷却,给予温热再继续进食;吞咽困难严重者,可适当应用增稠剂,调制食物的形态。必要时鼻饲喂养。

(三)排尿、排便护理

由于药物不良反应、运动缺乏、胃肠道中唾液量减少、肛门括约肌无力等,大多数患者有便秘现象;由于吞咽障碍致水分摄取不足,贮存在膀胱的尿液不足200 mL,则不会有排尿的冲动感,加上排尿括约肌无力,很多患者有尿潴留。饮食中增加纤维质与液体的摄取;多食新鲜蔬菜和水果。排便与排尿时教导患者吸气后屏气,利用增加腹压的方法解便与排尿,必要时予以缓泻剂。

(四)运动功能护理

运动锻炼的目的是防止和推迟关节僵直和肢体挛缩。

1.步态训练

护士应训练患者原地站立,高抬腿踏步。行走时身体直立,双眼平视,上下肢体保持协调,动作合拍。转弯时不要碎步移动,否则会失去平衡。迈步时足尖先抬起,脚跟先着地,加大步伐。如是小碎步步态时,可穿鞋底摩擦力大的鞋;如是前冲步态时,不应穿有跟或坡跟的鞋,手杖可帮助患者限制前冲步态,维持平衡;如是步行时突然僵住不能动时,可告诉患者先向后退一步,再往前走,这样会比直接向前容易。

2.面部训练

鼓腮、噘嘴、龇牙、伸舌、吹气等训练,可改善面部表情和吞咽困难现象,协调发音,保持呼吸平稳顺畅。

3.基本动作及运动功能训练

协助患者坐下、起立、卧床、起床、床上翻身等,同时注意关节训练,如颈前屈、后伸、左右侧屈、左右回旋、肩内旋内收、外旋外展,站立时双手向上举、伸指、伸肘,下蹲时手握拳屈肘,上臂内收等被动及主动活动,要循序渐进,动静结合。

4.语言障碍训练

指导患者发音、大声朗读。

(五)心理护理

抑郁在帕金森病患者中常见。患者对疾病会产生较大的心理压力,为自己躯体的康复、功能的恢复、病后给家庭造成的负担和社会生活能力等问题而担忧。护士应配合家属密切注意其思想动向,及时解除心中郁闷,与患者交流,分散注意力,并针对不同年龄、职业文化水平和心理需求,因人施教。

(六)用药护理

需严格按医嘱服药,同时要观察药物的疗效和不良反应。督促患者按时、按量服药,亲视患者服药,防止漏服。

(1)左旋多巴在肠道内与食物蛋白发生竞争性抑制,两者同时服用会降低药物疗效,因此服用左旋多巴类药物应在餐前半小时,以便药物能更好地吸收,减少胃肠道反应。

(2)抗胆碱能药物阻滞了副交感神经,因此会有肠鸣音的减弱、排尿困难、口干、汗液分泌减少等,有闭角型青光眼或前列腺肥大者禁用。

(七)并发症护理

注意保持病室的整洁、通风、温度适度。天气变化时,嘱患者增减衣服,以免受凉、感冒,加重病情。对于晚期的卧床患者,要按时翻身,做好皮肤护理,防止尿便浸渍和压疮的发生。被动活动肢体,加强肌肉、关节按摩,对防止和延缓骨关节的并发症有意义。坠积性肺炎、泌尿系统感染是最常见的并发症,因此要做好口腔护理,注意饮食安全,经常帮助患者变换体位,拍背排痰等预防肺部感染;鼓励患者多饮水,以稀释尿液,预防尿路感染,一旦发现尿液浑浊,应立即行膀胱冲洗。

五、延续护理

帕金森病是一种长期、慢性、进展性疾病,帕金森病患者的护理应在出院以后得以延续,全程干预的效果尤其明显。长时间、多方位通过生理-心理-社会支持系统的照护,才能提升患者对疾病的正确认知,使患者信心重建,减轻或消除焦虑、恐惧、自卑甚至悲观等负面情绪,积极主动地参与康复训练,提高治疗护理的依从性,延缓疾病进展,增强其生活自理能力,从而提高其生活质量。

延续护理管理小组成员包括患者的主治医师、责任护士、药剂师等,保证小组成员对延续护理的积极性，并进行规范化培训。

对于帕金森病患者，出院前3天建立患者家庭护理档案，根据患者的临床资料以及对家庭护理的需求情况，制订延续护理方案。出院后定期家庭访视或电话回访，出院1个月、6个月提供平台让患者互相交流，邀约患者及家属参加，对功能锻炼、用药指导、心理护理、饮食指导、如何提高生活质量等方面的问题进行答疑解惑。

第二节　冠状动脉粥样硬化性心脏病临床护理

一、疾病概念

冠状动脉粥样硬化性心脏病指冠状动脉粥样硬化使管腔狭窄或阻塞，导致心肌缺血、缺氧，从而引起的心脏病，为动脉粥样硬化导致器官病变的最常见类型。它和冠状动脉功能性改变即冠状动脉痉挛一起，统称冠状动脉粥样硬化性心脏病，简称冠心病。该病可分为5种临床类型：无症状性心肌缺血型、心绞痛型、心肌梗死型、缺血性心肌病型、猝死型。其中以心绞痛及心肌梗死型较常见。

二、临床表现与并发症

(一)心绞痛型的临床表现

1.症状

心绞痛以发作性胸痛为主要临床表现，疼痛的特点为以下四种。

(1)部位：主要在胸骨体上段或中段之后，可波及心前区，常放射至左肩，或至颈、咽或下颌部。

(2)性质：胸痛常为压迫、发闷或紧锁性，也可有烧灼感，但不尖锐，不像针刺或刀扎样痛，偶伴濒死的恐惧感。发作时，患者往往不自觉地停止原来的活动，直至症状缓解。

(3)诱因：发作常由体力劳动或情绪激动所诱发，饱食、寒冷、吸烟、心动过速、休克等亦可诱发。

(4)持续时间：疼痛出现后常逐步加重，然后在3～5分钟内逐渐消失，一般在停止原来诱发症状的活动后缓解。舌下含用硝酸甘油也能在几分钟之内使之缓解。

2.体征

心绞痛发作时常见心率增快、血压升高,表情焦虑、皮肤冷或出汗,有时出现第四或第三心音奔马律;缺血发作时可有暂时性心尖部收缩期杂音;可有第二心音逆分裂或出现交替脉;部分患者可出现肺部啰音。

(二)心肌梗死型的临床表现

1.症状和体征

典型的症状为剧烈的、胸骨后压榨性或紧缩性疼痛,可放射至左臂,常伴有濒死感。这种不适类似于心绞痛,但其程度更高,持续时间更长(常大于 20 分钟),且休息和硝酸甘油不能缓解。疼痛可放射至颈、颌、背、肩、右臂和上腹部。

2.伴随症状

伴随症状包括出汗、呼吸困难、乏力、头昏、心悸、精神错乱、消化不良、恶心或呕吐。

(三)心绞痛的并发症

心律失常、心肌梗死、心力衰竭。

(四)心肌梗死的并发症

乳头肌功能失调或断裂、心脏破裂、室壁瘤、栓塞、心肌梗死后综合征。

三、治疗原则

(一)心绞痛的治疗

治疗有两个主要目的,一是预防心肌梗死和猝死,改善预后;二是减轻症状和缺血发作,提高生活质量。

(1)一般治疗:发作时立刻休息,一般在患者停止活动后症状即可消除。平时应尽量避免各种确知的诱发因素,调节饮食,特别是一次进食不宜过饱,避免油腻饮食,禁绝烟酒。调整日常生活与工作量;减轻精神负担;保持适当的体力活动,以不致发生疼痛症状为度;治疗高血压、糖尿病、贫血、甲状腺功能亢进等相关疾病。

(2)药物治疗:药物治疗首先考虑预防心肌梗死和死亡,其次是缓解症状、减轻缺血及改善生活质量。

抗心绞痛和抗缺血治疗,包括硝酸酯类药物、β 肾上腺素受体阻滞剂和钙通道阻滞剂 3 种。①硝酸酯类药物:这类药物能降低心肌需氧,同时增加心肌供氧,从而缓解心绞痛。②β肾上腺素受体阻滞剂:机制是阻断拟交感胺类对心率和心收缩力的刺激作用,减慢心率、降低血压、减低心肌收缩力和耗氧量,从而缓解心绞痛的发作。③钙通道阻滞剂:本类药物可抑制心肌收缩,减少心肌氧耗;扩张冠状动脉,解除冠状动脉痉挛,改善心内膜下心肌的供血;扩张周围血管,降低动脉压,减轻心脏负荷;还降低血黏度,抗血小板聚集,改善心肌的微循环。

预防心肌梗死和死亡的药物治疗,包括抗血小板治疗、降脂药物和血管紧张素转换酶抑制剂3种。抗血小板治疗:①抗血小板治疗可抑制血小板在动脉粥样硬化斑块上的聚集,防止血栓形成。②降脂药物:降脂药物在治疗冠状动脉粥样硬化中起重要作用。他汀类药物可以使动脉粥样硬化斑块消退,显著延缓病变进展,减少不良心血管事件。③血管紧张素转换酶抑制剂:血管紧张素转换酶抑制剂能逆转左心室肥厚、血管增厚,延缓动脉粥样硬化进展,能减少斑块破裂和血栓形成,另外有利于心肌供氧/氧耗平衡和心脏血流动力学,并降低交感神经活性。

(3)经皮冠状动脉介入治疗。

(4)冠状动脉旁路手术。

(5)运动锻炼。

(二)心肌梗死的治疗

1.阿司匹林抗血小板治疗

除非患者有明确的阿司匹林过敏史,所有急性心肌梗死患者都应立即给予阿司匹林治疗。

2.吸氧

对所有怀疑急性心肌梗死的患者均给予鼻导管吸氧;对有严重肺水肿或心源性休克的患者应给予面罩吸氧或气管插管给氧。

3.硝酸甘油

在考虑给予再灌注治疗前,应舌下含服硝酸甘油(0.4 mg)以判断ST段的抬高是否为冠状动脉痉挛所致。

4.再灌注治疗

急性心肌梗死的首要治疗目标是尽快给予再灌注治疗;所有症状发生12小时内就诊、有ST段抬高或新发左束支传导阻滞的心肌梗死患者均应考虑给予再灌注治疗。

四、护理干预

(一)心绞痛

(1)活动与休息:心绞痛发作时应立即停止正在进行的活动,休息片刻即可缓解。

(2)心理护理:安慰患者,解除紧张不安情绪,以减少心肌耗氧。

(3)遵医嘱给予吸氧。

(4)疼痛观察:评估患者疼痛的部位、性质、程度、持续时间,给予心电监护,描记疼痛发作时的心电图,严密监测生命体征变化,观察患者有无面色苍白、大汗、恶心、呕吐等。

(5)用药护理:心绞痛发作时给予患者舌下含服硝酸甘油,用药后注意观察患者胸痛变化情况,如服药后 3～5 分钟仍不缓解可重复使用。用药过程中,注意观察药物不良反应,避免血压过低。

(6)减少或避免诱因:疼痛缓解后,与患者一起分析引起心绞痛发作的诱因,如过劳、情绪激动、寒冷刺激等。注意调节饮食,禁烟酒。保持排便通畅,切忌用力排便,以免诱发心绞痛。

(二)心肌梗死

(1)饮食与休息:起病后 4～12 小时内给予流质饮食,以减轻胃扩张。随后过渡到低脂、低胆固醇清淡饮食,提倡少食多餐。发病 12 小时内应绝对卧床休息,保持环境安静,限制探视。

(2)给氧:遵医嘱给予氧疗,以增加心肌氧的供应,减轻缺血和疼痛。

(3)心理护理:疼痛发作时应有专人陪伴,允许患者表达内心感受,给予心理支持,鼓励患者战胜疾病的信心。

(4)止痛治疗的护理:遵医嘱给予吗啡或哌替啶止痛,注意有无呼吸抑制等不良反应。

(5)活动:急性期 24 小时内绝对卧床休息,若病情稳定无并发症,24 小时后可允许患者坐床边椅。指导患者进行腹式呼吸、关节被动与主动运动,逐渐过渡到床边活动。

(6)排便:避免屏气用力排便,若出现排便困难,应立即告知医护人员,必要时应用缓泻剂或开塞露。

(7)急性期严密心电监护,及时发现心率及心律的变化,准备好急救药物和抢救设备,随时准备抢救。

五、延续护理

延续性护理通常是指从医院到家庭的护理延续，包括经由医院制订的出院计划、转诊、患者回归家庭或社区后的持续性随访和指导。

(一)成立延续护理管理小组

老年冠心病患者的延续性护理团队由患者的主治医师、责任护士、临床药师等组成，保证小组成员对延续护理的积极性，并进行规范化培训。

(二)确定延续护理的方式

患者出院前，准确、详细记录患者的相关信息，建立随访资料档案。老年冠心病延续性护理小组旨在为老年患者提供全方位的家庭护理指导，包括用药指导、饮食指导、康复指导、运动指导、病情自我监测指导等。由小组成员在出院后2周之内采用电话回访的形式实施。

(三)延续护理的主要内容

1.心绞痛

(1)合理膳食：宜摄入低热量、低脂、低胆固醇、低盐饮食，多食蔬菜、水果和粗纤维食物如芹菜、糙米等，避免暴饮暴食，注意少量多餐。

(2)控制体重：在饮食治疗的基础上，结合运动和行为治疗等综合治疗。

(3)适当运动：运动方式以有氧运动为主，注意运动的强度和时间因病情和个体差异而不同，必要时在医师指导下进行。

(4)戒烟限酒。

(5)减轻精神压力：逐渐改变性急易怒的性格，保持平和的心态，可采取放松技术或与他人交流的方式缓解压力。

(6)避免诱发因素：告知患者及家属过劳、情绪激动、饱餐、寒冷刺激等都是心绞痛发作的诱因，应注意尽量避免。

(7)病情自我监测指导：教会患者及家属心绞痛发作时的缓解方法，胸痛发作时应立即停止活动或舌下含服硝酸甘油。如服用硝酸甘油不缓解或心绞痛发作比以往频繁、程度加重、疼痛时间延长，应立即到医院就诊，警惕心肌梗死的发生。

(8)用药指导：指导患者出院后遵医嘱服药，不要擅自增减药量，自我监测药物的不良反应。外出时随身携带硝酸甘油以备急需。

(9)定期复查：告知患者应遵医嘱定期到医院复查心电图、血糖、血脂等。

2.心肌梗死

除心绞痛患者延续护理内容外,还应注意以下问题。

(1)饮食指导:急性心肌梗死恢复后的所有患者均应调节饮食,即低饱和脂肪和低胆固醇饮食。

(2)心理指导:心肌梗死后患者焦虑情绪多来自对今后工作能力和生活质量的担心,应予以充分理解并指导患者保持乐观、平和的心情,正确对待自己的病情。

(3)康复指导:建议患者出院后进行康复训练,适当运动可以提高患者的心理健康水平和生活质量、延长存活时间。运动以达到患者最大心率的60%~65%的低强度长期锻炼是安全有效的。运动方式包括步行、慢跑、打太极拳、骑自行车、游泳等,每周运动3~4天,开始时每次10~15分钟,逐渐延长到每天30分钟以上,避免剧烈活动、竞技性活动、活动时间过长。个人卫生活动、家务劳动、娱乐活动等也对患者有益。

(4)用药指导:指导患者遵医嘱用药,告知药物的作用和不良反应,并教会患者自行监测脉搏,定期门诊随诊。

第三节 骨质疏松症临床护理

一、概念

骨质疏松症是一种以低骨量和骨组织微结构破坏为特征,导致骨脆性增加或骨折的全身性代谢性疾病。骨质疏松症是一种由多因素所致的慢性疾病,分为原发性和继发性,其中老年人骨质疏松主要是原发性骨质疏松。原发性骨质疏松症分为两种亚型:Ⅰ型由于雌激素缺乏导致;Ⅱ型多见于60岁以上的老年人,主要累及的部位是脊柱和髋骨。继发性骨质疏松症多继发于其他疾病,如性腺功能减退、甲状腺功能亢进、1型糖尿病、尿毒症等。

二、临床表现与并发症

(一)骨痛和肌无力

早期无症状,多数患者在严重的骨痛或者是骨折之后才确诊骨质疏松。较重者常诉腰背疼痛或全身骨痛。骨痛通常为弥漫性,无固定的部位,劳累或活动后加重,不能负重或负重能力下降。

(二)身高变矮

椎体骨折可引起驼背和身高变矮。腰椎压缩性骨折常导致胸廓畸形,可出现胸闷、气短、呼吸困难等,严重的畸形可引起心排血量下降、心血管功能障碍。

(三)骨折

当骨量丢失严重时会发生骨折。老年骨质疏松患者常因轻微活动或创伤诱发骨折。骨折部位多见于脊柱、髋部和前臂。其中髋骨骨折最常见,危害也最大。

三、治疗原则

(一)一般治疗

1.适当运动

适当的运动可以增加和保持骨量,老年人的躯体和四肢的协调性和应变力会在运动中得以加强,从而减少意外的发生。

2.合理膳食

老年人的饮食中应适当增加含钙丰富的食物,减少饮酒和咖啡等刺激性饮料,少吸烟。

3.补充钙剂和维生素 D

老年骨质疏松患者应适当补充钙剂,并同时补充维生素 D,以利于钙的吸收。

(二)对症治疗

对于疼痛的老年骨质疏松患者,应给予对症治疗,给予适当的非甾体类镇痛药,随后也可考虑短期应用降钙素制剂。出现骨骼畸形者应局部固定或用矫形器矫形,有骨折时给予牵引、固定、复位或者手术治疗。

(三)药物治疗

1.性激素补充疗法

雌激素是女性绝经后骨质疏松的首选药物,妇女绝经后如无禁忌证可应用激素替代治疗。雄激素则可用于老年男性患者,按患者的具体情况选择性激素的种类、用药剂量和途径。

2.抑制骨吸收药物

二磷酸盐能抑制破骨细胞的生成和骨吸收，增加骨密度，缓解骨痛。服药期间不加钙剂，停药期间则可给予钙剂和维生素D。

3.其他

降钙素对骨质疏松患者有镇痛作用，能抑制骨吸收，促进钙在骨中的沉着。对继发性骨质疏松症应针对病因治疗。

四、护理干预

老年骨质疏松患者的护理干预以减轻疼痛和保障安全为主。老年骨质疏松患者同时也会存在一定的心理负担，护理人员要及时发现老年骨质疏松患者的心理问题，并采取有效措施，增强老年骨质疏松患者战胜疾病的信心。

(一)疼痛护理

1.卧床休息

使用硬板床或者是加薄垫的木板床，取仰卧或者是侧卧位，可以缓解腰部和脊柱肌肉的紧张。

2.对症护理

合理使用骨科的辅助用物，必要时使用背架、紧身衣等，以限制脊椎的活动度和给予脊椎支持，从而减轻疼痛。此外，还可以进行物理疗法，对疼痛部位进行热湿敷，或者给予局部按摩，以减少肌肉僵直所引发的疼痛。也可以采取超短波、微波或分米波疗法，电频疗法等理疗。

3.用药

药物的使用包括止疼药、肌肉松弛剂和抗炎药物，要正确评估患者疼痛的程度，遵医嘱用药。

(二)安全护理

保证生活环境的安全，在楼梯、卫生间设置扶手；保持地面干燥，生活环境的灯光明暗适宜。家具简单，且不可经常变换位置。指导患者合理变换体位，改变姿势宜缓慢。衣服鞋子大小适宜，且有利于活动。加强巡视、照顾。当患者使用利尿剂、降糖药、镇静剂或扩血管药物时，注意宣教，保障活动的安全。

(三)饮食

饮食中宜增加富含钙质和维生素D的食物，补充足够的维生素A、维生素C及含铁的食物，以利于钙质的吸收。适度摄取蛋白质及脂肪。戒烟酒，避免咖啡因摄入过多。

(四)用药护理

1.钙剂

服用钙剂时应增加饮水量,以增加尿量,减少泌尿系统结石形成的危险。因空腹时钙剂的吸收效果最好,故服用钙剂最好与用餐时间分开。钙剂应避免和绿叶蔬菜一起服用,以免形成钙螯合物而减少钙的吸收。

2.激素

激素必须在医师指导下使用,剂量要准确,不可自行停药。激素与钙剂、维生素 D 同时服用时,效果更好。服用雌激素应定期进行妇科检查和乳腺检查,若出现反复阴道出血应及时就诊,在医师指导下减少用药或停药。使用雄激素的患者应定期检测肝功能。

3.二膦酸盐

护士应指导患者空腹服用,同时饮清水 200～300 mL,服药结束保持站位或坐位至少半小时,且不能进食或喝饮料,以减轻药物对食管的刺激。同时,应嘱患者不可咀嚼或吸吮药片,以防止发生口咽部溃疡。此外,服用该药物还易引起发热、呕吐、皮疹、腹泻、头晕、腹痛、肌肉骨骼痛、头痛、过敏样反应,应及时给予对症处理。

4.降钙素

观察是否出现不良反应,如食欲减退、恶心、颜面潮红等。

(五)运动干预

老年骨质疏松患者应减少不合理的运动,适量活动,避免不良的姿势及长时间跑、跳、蹲,减少或避免爬楼梯。每周进行 4～5 次负重运动,比如快步走、哑铃操等。每周进行 2～3 次抗阻力运动,比如划船、蹬踏运动等。每次运动时间以 30 分钟左右为宜。同时要接受适量阳光照射,促进体内维生素 D 的生成,每天下午 4 时以后到傍晚时分,是晒太阳的最佳时段,每天晒太阳 20～30 分钟,并要根据天气进行合理的调节。

(六)心理干预

老年骨质疏松患者常因疼痛或活动不便而不敢运动或影响日常生活。护士应和老年人倾心交谈,鼓励其表达内心感受,并对其进行疏导,增强面对疾病的信心。

五、延续护理

延续护理是为老年骨质疏松患者提供一种延伸式的健康教育形式，护士的健康教育从医院走到家庭，为老年骨质疏松患者及家庭成员提供康复知识，培养患者养成良好的生活习惯，指导用药和日常护理，从而帮助患者和家属更好地进行护理。

(一)建立老年骨质疏松延续护理管理小组

小组成员包括主治医师、护士、药剂师、营养师、老年骨质疏松患者及家属等，延续护理小组的医师、护士、药师、营养师应对患者进行分组负责，对患者进行培训。医师及护士应向患者讲解骨质疏松相关知识，确保老年骨质疏松患者对疾病有正确的认识，并鼓励患者积极配合治疗与康复。

(二)根据患者情况确定延续护理开展的方式

在患者出院前应评估老年骨质疏松患者对疾病知识的了解情况，建立随访资料方案，针对个体差异，确定延续护理的方法及内容。小组成员在患者出院后定时对患者进行回访。

(三)延续护理的主要内容

1.药物指导

根据患者的治疗方案，向患者详细解释所用药物的相关机制、使用方法、不良反应等，嘱患者及家属观察药物治疗效果及反应。注意对不良反应的观察。骨质疏松的用药比较特殊，护士应重点强调用药的事项，确保老年骨质疏松患者能够掌握用药方法。

2.饮食指导

营养科医师应根据患者的情况，为患者制订详细的饮食计划，饮食中注意进食含钙高的食物。护士应向患者介绍饮食方案，并对患者的遵医情况进行评估。

3.运动指导

针对患者的情况，制订适宜的运动方案。必要时对患者进行运动示范。

4.心理指导

倾听患者主诉，多与患者进行沟通与宣教。加强与患者及家属的沟通，增强患者战胜疾病的信心。

参考文献

[1] 李蕾,刘静,周春霞.护理学[M].北京:中国纺织出版社,2023.

[2] 蒋薇.护理学基础[M].重庆:重庆大学出版社,2023.

[3] 刘厚荣.现代护理学基础概要[M].武汉:湖北科学技术出版社,2023.

[4] 王雪琴,汪苗.养老护理学[M].合肥:中国科学技术大学出版社,2023.

[5] 刘晓丽,李娜,王月娟,等.护理学研究与临床[M].上海:上海交通大学出版社,2023.

[6] 李妍.妇产科护理学[M].武汉:湖北科学技术出版社,2023.

[7] 裴先波.老年护理学[M].武汉:武汉大学出版社,2023.

[8] 陈秀华,孙丽,陈美玲.现代临床护理学精要[M].北京:中国纺织出版社,2023.

[9] 李玉珑,龙璇,崔晓燕,等.新现代护理学实践[M].上海:上海科学技术文献出版社,2023.

[10] 庄凡.医学护理学基础与护理方法[M].北京:中国纺织出版社,2023.

[11] 王建敏.临床护理学基础与操作经验[M].上海:上海交通大学出版社,2023.

[12] 李晶晶,刘晓楠,孙田田,等.护理学基础与专科实践[M].上海:上海科学技术文献出版社,2023.

[13] 孙传娜,王晓燕,孔环.常见护理学研究与护理规范[M].上海:上海交通大学出版社,2023.

[14] 郝娜,李旭静,李超,等.护理综合临床实践[M].开封:河南大学出版社,2023.

[15] 张代蓉.现代外科常见病护理进展[M].上海:上海交通大学出版社,2023.

[16] 傅辉.现代护理临床进展[M].上海:上海交通大学出版社,2023.

[17] 魏萌,丁蕾,于国栋,等.临床常见病护理规范[M].上海:上海科学技术文献出版社,2023.

[18] 李东.临床内科疾病综合诊疗[M].长春:吉林科学技术出版社,2023.
[19] 郑玉莲,刘蕾,赵荣凤,等.内科常见病护理规范[M].上海:上海科学技术文献出版社,2023.
[20] 鲍冠君,罗烨.外科护理问题与能力进阶[M].北京:化学工业出版社,2024.
[21] 李剑,韩惠青,景海忠,等.神经外科临床必备与护理[M].上海:上海交通大学出版社,2023.
[22] 范永瑞,韩海英,杨继华,等.妇产科常见病与多发病诊疗[M].上海:上海交通大学出版社,2023.
[23] 王雅娟.妇产科护理实用技术[M].长春:吉林大学出版社,2023.
[24] 李芸.儿科临床护理实践[M].成都:四川科学技术出版社,2023.
[25] 管又飞.临床技能学[M].北京:科学出版社,2023.
[26] 付艳萍.临床常见疾病护理实践[M].汕头:汕头大学出版社,2023
[27] 谢光红,钟春嫦,刘培,等.护理学临床与应用实践[M].北京:世界图书出版公司,2023.
[28] 卜薇薇.妇产科护理教学及其临床实践[M].郑州:郑州大学出版社,2023.
[29] 李菁.内科常见病诊疗进展[M].武汉:湖北科学技术出版社,2023.
[30] 陈静.临床常见病护理进展[M].上海:上海交通大学出版社,2023.
[31] 张秋香,颜萍平,龚丽娜.老年病临床护理与健康指导[M].上海:上海交通大学出版社,2023.
[32] 陈小博.母婴护理[M].北京:化学工业出版社,2023.
[33] 仲丽霞,高杰,宋晶,等.老年疾病诊疗与护理[M].成都:四川科学技术出版社,2023.
[34] 高燕,左荣,朱敏.Omaha 系统在老年科卧床脑卒中患者临床护理中的应用[J].妇幼护理,2024,4(1):193-195.
[35] 刘东明.新生儿肺炎临床护理中个性化护理模式的效果研究[J].国际援助,2024,(1):133-135.
[36] 薛贵芳,刘敏雨,杨洪菊,等.临床护士心理护理技能培训需求的质性研究[J].卫生职业教育,2024,(5).
[37] 陈凤玲,常娟.产后康复护理对产妇的临床效果[J].妇幼护理,2024,4(1):38-40.
[38] 张建岚.妊娠期糖尿病孕妇实施早期护理的临床效果[J].妇幼护理,2024,4(1):44-46.